BIBLIOTHÈQUE GÉNÉRALE DE MÉDECINE

HISTOIRE ZOOLOGIQUE ET MÉDICALE

DES TÉNIADÉS

DU GENRE HYMENOLEPIS WEINLAND

PAR

Le Dr Raphaël BLANCHARD

Professeur agrégé à la Faculté de médecine de Paris,
Secrétaire général de la Société zoologique de France.

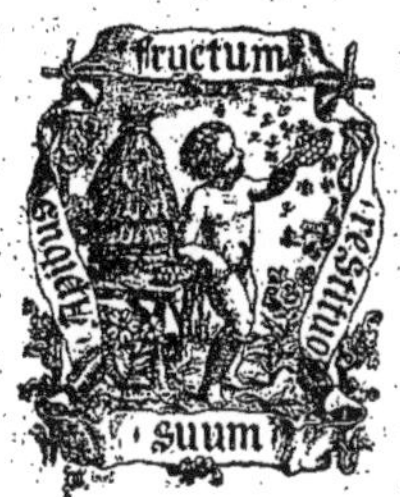

PARIS
SOCIÉTÉ D'ÉDITIONS SCIENTIFIQUES
4, RUE ANTOINE-DUBOIS, 4
Place de l'École-de-Médecine

1891

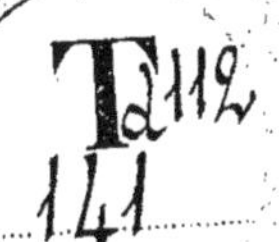

HISTOIRE ZOOLOGIQUE ET MÉDICALE

DES TÉNIADÉS

DU GENRE HYMENOLEPIS WEINLAND

AVIS AUX AUTEURS

La Société d'Éditions scientifiques, établie sur les bases de la Mutualité, a pour principe de partager par moitié entre les auteurs et elle *tout bénéfice* résultant de la vente des ouvrages.

Elle a édité, en 1890, plus de cent livres, par ce système d'association avec les auteurs.

BIBLIOTHÈQUE GÉNÉRALE DE MÉDECINE

HISTOIRE ZOOLOGIQUE ET MÉDICALE

DES TÉNIADÉS

DU GENRE HYMENOLEPIS WEINLAND

PAR

Le Dr Raphaël BLANCHARD

Professeur agrégé à la Faculté de médecine de Paris,
Secrétaire général de la Société zoologique de France.

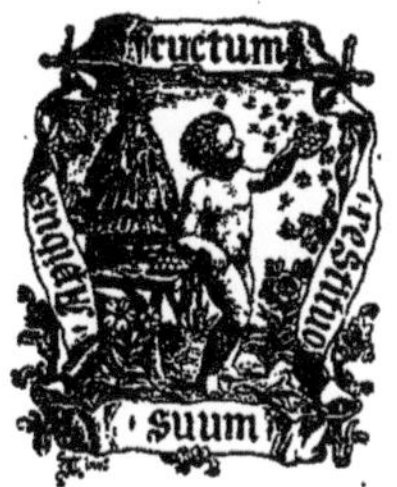

PARIS

SOCIÉTÉ D'ÉDITIONS SCIENTIFIQUES

4, RUE ANTOINE-DUBOIS, 4

Place de l'École-de-Médecine

1891

HISTOIRE ZOOLOGIQUE ET MÉDICALE

DES TÉNIADÉS

DU GENRE HYMENOLEPIS WEINLAND

AVANT-PROPOS

Ayant eu, à deux reprises, l'occasion d'étudier l'*Hymenolepis nana*, nous croyons être utile aux zoologistes, aussi bien qu'aux médecins, en résumant en quelques pages l'histoire de cet intéressant parasite de l'Homme. A peine connu pendant de longues années, il a été récemment l'objet d'importantes observations, et nos connaissances à son égard sont actuellement assez précises : l'étude que nous nous proposons de lui consacrer ne semblera donc pas prématurée.

L'*Hymenolepis diminuta*, plus connu sous le nom impropre de *Tænia flavopunctata*, a les plus grandes affinités avec l'espèce précédente : aussi l'étude de ces deux Vers est-elle difficilement séparable. C'est pourquoi nous avons été amené à retracer l'histoire de cette seconde espèce, bien que nous n'ayons jamais eu l'occasion de l'observer chez l'Homme.

Les deux Cestodes en question appartiennent à un remarquable groupe de Téniadés, dont notre étude nous a conduit à faire une revision complète. Les pages consacrées à celle-ci n'intéresseront sans doute que les helminthologistes de profession ; les médecins pourraient pourtant y trouver une preuve nouvelle des liens étroits par lesquels, en sa qualité d'omnivore, l'Homme ressemble aux autres animaux au point de vue helminthologique.

Dans une première partie, spécialement zoologique, nous donnons la description détaillée des deux espèces ci-dessus désignées; nous exposons leur développement, leur mode de propagation et leur place dans la classification zoologique.

Dans une seconde partie, spécialement médicale, nous relatons tous les cas dans lesquels ces deux helminthes ont été observés dans l'espèce humaine; nous indiquons la distribution géographique des parasites ; nous étudions aussi leur provenance, les accidents qu'ils déterminent, ainsi que le traitement qui leur convient.

PARTIE ZOOLOGIQUE

Description de l'*Hymenolepis nana*.

SYNONYMIE : *Tænia nana* von Siebold, 1852 (nec P.-J. van Beneden, 1861).
Tænia ægyptiaca Bilharz, 1852.
Diplacanthus nanus Weinland, 1858.
Tænia (*Hymenolepis*) *nana* Leuckart, 1863.

L'*Hymenolepis nana* (fig. 1) a été découvert au Caire par Bilharz en 1851 ; von Siebold (**39**) en a donné une première description, que Leuckart (**28**) a notablement complétée dans la première édition de son ouvrage sur les parasites de l'Homme. Grassi en a étudié un grand nombre d'exemplaires, tant en Lombardie qu'en Sicile. Enfin, nous avons pu nous-même (**4**, **5**, **8**) en examiner plusieurs exemplaires, provenant les uns de Serbie, les autres de la République Argentine. Aucun autre observateur n'a fait, jusqu'à ce jour, l'étude anatomique de ce parasite.

C'est un Ver de petite taille, le plus petit des Cestodes parasites de l'Homme, mais non le plus petit des Téniadés envisagés d'une façon absolue bien que son nom puisse faire croire le contraire;

par exemple, le *Tænia echinococcus* est de dimensions beaucoup plus restreintes. Des individus longs de 5 à 6 millimètres, et comptant de 110 à 125 anneaux, sont déjà adultes; mais ce sont là des dimensions exceptionnelles, prises sur des Vers conservés dans l'alcool, où on les avait sans doute plongés alors qu'ils vivaient encore. A l'état frais, des individus formés de 140 à 170 anneaux ont une longueur de 8 à 15 millimètres et une largeur maximum de 0mm5, d'après Visconti et Segré. Bilharz indique une dimension de 12 à 20 millimètres (6 à 10 lignes), mais les plus beaux exemplaires examinés par Leuckart ne dépassaient pas 15 millimètres. Le plus beau spécimen que nous ayons vu nous-même mesurait 12mm5 et était formé de 162 anneaux.

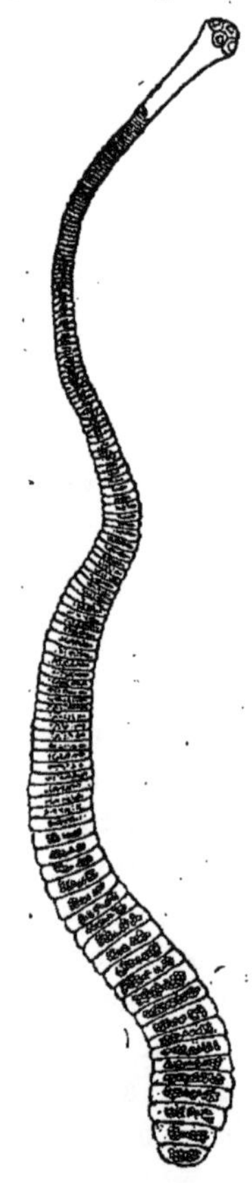

FIG. 1. — *Hymenolepis nana* grossi 12 fois, d'après Leuckart.

On peut donc considérer comme normale une longueur de 12 à 15 millimètres, et comme exceptionnelle une longueur de 20 à 25 millimètres; la plus grande largeur est de 0mm7, d'après Sonsino. Quant au nombre des anneaux, il peut, d'après Leuckart, s'élever jusqu'à 190 ou 195 : dans ce cas, les 40 à 50 derniers anneaux sont mûrs, c'est-à-dire remplis d'œufs définitivement constitués et renfermant un embryon hexacanthe. Toutefois, on constate, à ce point de vue, de grandes différences d'un individu à l'autre, puisque, nous le répétons, des Vers formés de 110 à 125 anneaux sont parfaitement adultes et ont 8 à 12 anneaux mûrs.

La tête (fig. 2) est subsphérique et un peu plus longue que large; mesurée chez différents individus, elle a une largeur de 215 μ, 260 μ et 290 μ, d'après nos propres observations; de 330 μ, d'après Leuckart; de 400 μ environ, d'après Sonsino; de 480 μ, d'après Perroncito et Airoldi. Ces mêmes observateurs assignent à la tête une longueur de 448 μ. En arrière, la tête se continue insensiblement avec le cou, en sorte qu'il est difficile de lui assigner une limite. Elle est pourvue de quatre puissantes ventouses, légèrement elliptiques, équidistantes, larges de 100 à 128 μ et profondément excavées.

Grassi, qui a eu maintes fois l'occasion d'observer le Ver à l'état vivant, dit que les ventouses peuvent s'allonger comme des bras et se porter assez loin de la tête; chacune d'elles peut se mouvoir indépendamment de ses congénères. En s'écartant ainsi, la ventouse n'est plus rattachée à la tête que par un étroit pédoncule qui se rompt aisément; la tête n'en continue pas moins ses contractions et ne présente aucune plaie bien appréciable. Il peut même arriver que les quatre ventouses se séparent successivement de cette manière, et c'est ainsi que s'expliquerait l'aspect que j'ai observé dès 1886, et que j'ai décrit alors comme un nouveau type d'anomalie (fig. 3), par suite de l'avortement des ventouses. Le naturaliste de Catane a vu lui-même des cas analogues.

La tête est surmontée d'un rostre, tout au moins

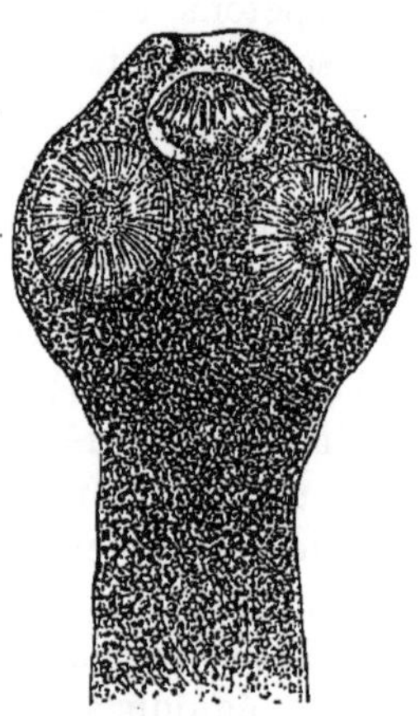

Fig. 2. — Tête d'*Hymenolepis nana,* d'après R. Blanchard. Le rostre est rétracté dans la tête.

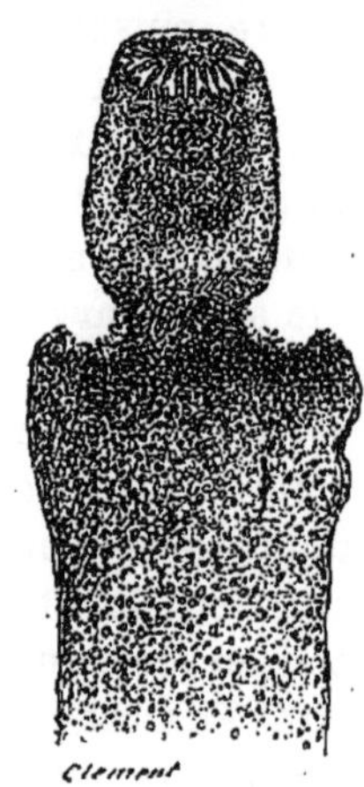

Fig. 3. — Anomalie de la tête, par arrachement des ventouses, d'après R. Blanchard.

pendant la vie, car, chez les *Hymenolepis* morts et conservés dans l'alcool, le rostre est constamment rétracté à l'intérieur de la tête. Chez les individus vivants, il présente des mouvements assez actifs de protraction et de rétraction : il fait une saillie considérable au-dessus de la tête, ou s'enfonce au contraire très profondément dans celle-ci. Il est de forme subsphérique ou même cylindro-conique, long de 100 μ, large de 80 à 95 μ, et terminé en avant par une surface à peu près plane, au pourtour de laquelle s'insère une couronne de crochets.

Leuckart pensait que le rostre, en s'enfonçant dans la tête, se retournait sur lui-même à la façon d'un doigt de gant. Nous avons reconnu l'inexactitude de cette interprétation et démontré que ce renversement supposé n'a pas lieu.

Le rostre, simplement tiré en arrière par des muscles qui viennent s'insérer à sa base, se loge donc dans une dépression creusée au sommet de la tête. Sa forme est alors un peu différente de celle qu'il présente à l'état de protraction : il a l'aspect d'une sphère fortement aplatie aux pôles ou d'une lentille inégalement biconvexe, comme le cristallin. Il s'attache par un pédoncule rétréci au fond de la dépression céphalique, et présente en avant une surface légèrement bombée, autour de laquelle prend insertion la couronne de crochets. La dépression elle-même s'ouvre au sommet de la tête, par un orifice très contractile, parfois assez large, mais parfois resserré au point d'être imperceptible.

Grassi confirme nos observations en ce qui concerne l'absence de retournement du rostre sur lui-même, mais décrit un peu différemment la façon dont celui-ci se comporte à l'état de rétraction. Il aurait alors l'aspect d'un sablier et serait formé de deux portions sphériques placées l'une derrière l'autre et séparées par un étranglement. Le rostre doit sa grande contractilité à une double couche de muscles longitudinaux et circulaires.

En outre des muscles rétracteurs du rostre, le parenchyme céphalique renferme encore d'autres muscles qui se portent dans différentes directions : les principaux se disposent circulairement autour de la dépression apicale, surtout au pourtour de son orifice; d'autres fibres sont longitudinales ou obliques et vont se perdre dans les parties voisines. De même que les ventouses, le rostre peut se détacher, sans que le Ver semble en être incommodé et sans que le rythme des contractions de sa tête en soit modifié.

Les crochets (fig. 4) forment une couronne simple. Ils sont habituellement au nombre de 24, mais il n'est point rare d'en compter jusqu'à 28; on peut même, d'après Moniez, en observer jusqu'à 30. Leur nombre varie-t-il réellement dans les limites ci-dessus indiquées, ou bien les variations que l'on constate à ce propos ne tiennent-elles pas plutôt à ce que les crochets, peu enfoncés dans le rostre, se laissent facilement arracher? C'est un point, d'ailleurs secondaire, sur lequel nous ne saurions être affirmatif. Toutefois, malgré un examen attentif, et bien que nous n'ayons observé que des individus à 24 crochets, nous n'avons pu remarquer ni écartement anormal entre ceux-ci, ni fossette creusée sur le rostre; en un mot, rien qui puisse faire croire à la chute de quelques-uns d'entre eux. Leur nombre varierait donc normalement de 24 à 28.

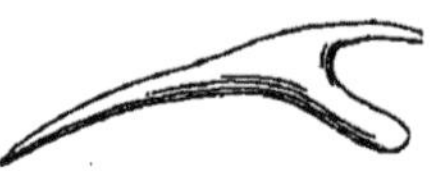

Fig. 4. — Crochet d'*Hymenolepis nana* grossi 500 fois, d'après Leuckart.

Les crochets sont tous de même forme et de même taille. Leurs dimensions sont les suivantes :

	D'après LEUCKART	D'après R. BLANCHARD	D'après SONSINO
De l'extrémité de la racine antérieure à l'extrémité de la griffe.	18 μ	15 μ	14 μ
De l'extrémité de la racine postérieure à l'extrémité de la griffe.	7 μ 6	5 μ	4 μ
Longueur de la base.	15 μ	12 μ	

Grassi reconnaît comme exactes ces dimensions, dont la différence s'explique par des variations individuelles. Et pourtant Leuckart assure que ces mesures sont au-dessous de la réalité, la racine antérieure étant notablement plus longue qu'il ne l'avait d'abord admis et ayant plus de deux fois la longueur de la griffe ou de la racine postérieure[1]. Cette dernière est très épaisse ; au contraire, la racine antérieure est grêle et un peu arquée. La griffe est falciforme, très acérée à sa pointe, un peu épaisse à sa base et à peu près d'égale longueur que la racine postérieure.

En arrière de la tête, le cou va en s'amincissant légèrement, puis il s'élargit graduellement jusqu'aux premiers anneaux ; il est à peu près moitié plus étroit que la tête. Suivant son état d'extension

1. Nous croyons bon de rappeler que, en considération de la situation relative qu'occupent les racines quand le crochet est en place et le rostre en extension, nous appelons antérieure la racine qui est communément désignée comme la postérieure, et *vice versâ*.

ou de contraction, sa largeur varie de 110 à 180 μ; dans ce dernier cas, il présente des plis plus ou moins accusés, qu'il n'est pas toujours facile dé distinguer des premiers anneaux; dans le cas d'extension, au contraire, il reste lisse et la première trace de segmentation apparaît seulement à 0mm85 de l'extrémité antérieure.

Confuse et à peine appréciable pour les 20 à 25 premiers anneaux, la segmentation ne tarde pas à devenir plus nette : chaque anneau est alors marqué par une ondulation du bord latéral. Les ondulations vont bientôt elles-mêmes se régulariser et donner à l'anneau un aspect caractéristique, analogue à celui qui s'observe chez *Tænia serrata* : le bord postérieur est, en effet, notablement plus long que l'antérieur. Les quelques mensurations suivantes, prises sur un individu dont le cou avait une largeur minimum de 110 μ, feront du reste comprendre, mieux que toute description, la configuration des anneaux :

Anneau 25,	longueur.		17 μ
—	largeur.		128 »
Anneau 50,	longueur.		31 »
—	largeur.		160 »
Anneau 75,	longueur.		42 »
—	largeur :	bord antérieur.	185 »
—	—	bord postérieur.	206 »
Anneau 100,	longueur.		58 »
—	largeur :	bord antérieur.	300 »
—	—	bord postérieur.	330 »
Anneau 125,	longueur.		63 »
—	largeur :	bord antérieur.	350 »
—	—	bord postérieur.	386 »
Anneau 150,	longueur.		63 »

Anneau 150, largeur : bord antérieur. . . . . 440 »
— — bord postérieur. . . . 482 »

Perroncito et Airoldi ont observé des individus de grande taille, chez lesquels les anneaux mûrs étaient longs de 280 à 300 μ et larges de 700 à 928 μ.

En quelque endroit qu'on les examine, les anneaux restent donc toujours beaucoup plus larges que longs. Cette constatation est exacte en ce qui concerne les Vers bien adultes, chez lesquels l'élimination successive des anneaux mûrs se fait depuis un certain temps et dont le dernier anneau, qui est le plus large de tous, est de forme trapézoïde et a un bord postérieur rectiligne. Chez les Vers adultes, mais n'ayant pas encore commencé d'éliminer leurs anneaux mûrs, il en est tout autrement : le maximum de largeur n'est plus à l'extrémité postérieure, mais bien un peu en avant de celle-ci.

Par exemple, sur un individu formé de 125 anneaux, dont les 8 derniers sont mûrs, on peut voir que les 2 ou 3 derniers sont plus longs et moins larges que ceux qui les précèdent immédiatement; le dernier est arrondi en demi-cercle sur ses bords latéraux et postérieur. En comptant à partir de l'extrémité postérieure, le premier anneau (en réalité le dernier) a 150 μ de longueur, le second 140 μ, le troisième 125 μ, le quatrième 95 μ et le cinquième 75 μ. Ce même anneau a une largeur de 415 μ, correspondant à la plus grande largeur du Ver.

Le parenchyme est infiltré de corpuscules calcaires peu nombreux, présentant d'ailleurs de petites dimensions.

L'appareil excréteur est disposé comme chez les autres Téniadés. Il consiste, d'après Grassi, en deux paires de vaisseaux longitudinaux qu'une anastomose annulaire réunit dans la tête. Au bord postérieur de chaque anneau, les deux lacunes, reconnaissables à leur plus grande largeur, sont réunies l'une à l'autre par une anastomose transversale.

Sur un Ver formé d'environ 150 anneaux, on observe les premiers rudiments des organes sexuels vers le cinquantième anneau, bien que celui-ci n'ait pas plus de 30 μ de longueur ; toutefois, ces organes n'arrivent à leur complet développement que vers le centième anneau. Comme c'est la règle, les organes mâles se forment et fonctionnent avant les organes femelles : ils sont reportés vers l'une des faces, tandis que ces derniers occupent la face opposée. On n'observe qu'un pore sexuel par anneau, dans la moitié antérieure du bord latéral ; ou plutôt, on ne voit dans chaque anneau qu'une seule poche du cirre et qu'un seul *receptaculum seminis*, car les pores marginaux sont très petits et le plus souvent invisibles, d'autant plus que les pénis ne font presque jamais saillie au dehors. Toutes les poches du cirre sont tournées du même côté, dans toute la série des anneaux : les pores sexuels sont donc unilatéraux. En supposant l'animal placé sur la face femelle ou ventrale des anneaux, on constate que le pore sexuel est percé sur le bord latéral gauche de chaque anneau.

L'appareil mâle est d'une structure très simple : il comprend trois grosses vésicules testiculaires arrondies et développées dans la partie postérieure de l'anneau : deux sont situées à peu de distance l'une de l'autre, dans la moitié droite ; l'autre se voit dans la moitié gauche, non loin du bord latéral (fig. 5). Le testicule situé le plus à droite émet, par sa partie antérieure, un canal éjaculateur qui se porte vers la gauche, reçoit chemin faisant un canal semblable de chacun des deux autres testi-

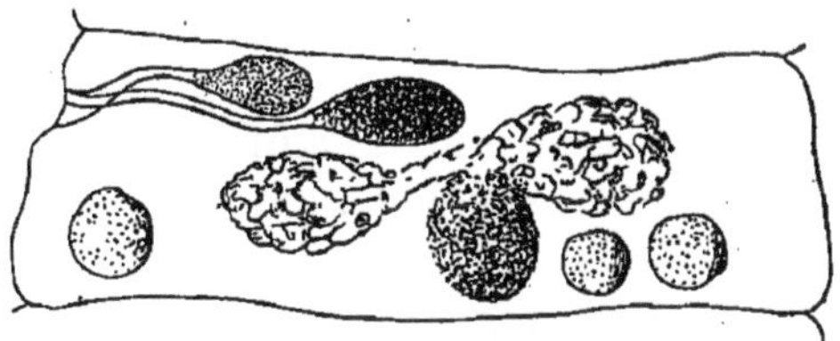

FIG. 5. — Anneau sexué d'*Hymenolepis nana*, grossi 100 fois, d'après Leuckart.

cules et se transforme ainsi en un canal déférent. Celui-ci continue de cheminer dans la direction première, se dilate en une vésicule séminale, simple poche ovalaire dans laquelle le sperme s'accumule, et va se jeter finalement dans le fond de la poche du cirre. Cette poche claviforme se distingue nettement : disposée transversalement, le long du bord antérieur de l'anneau, elle atteint la ligne médiane dans l'anneau jeune, mais recule de plus en plus dans la région latérale, à mesure que celui-ci grandit ; sa grosse extrémité est tournée en dedans. En pénétrant à son intérieur, le canal déférent se dilate d'abord en une sorte d'ampoule, puis se termine par un tube sinueux, qui n'est autre chose que le cirre ou pénis. Ce dernier est lisse et de petites dimensions.

L'appareil génital femelle occupe la portion médiane de l'anneau. On observe d'abord un amas de sombres granulations, qui se régularise de plus en plus et prend des contours plus arrêtés. Sur des anneaux plus âgés, on reconnaît trois portions distinctes : deux germigènes latéraux et un vitellogène impair. Les germigènes sont disposés symétriquement de chaque côté de la ligne médiane; ils sont formés de lobes serrés les uns contre les autres, s'étendent assez loin dans chaque moitié latérale et s'unissent l'un à l'autre dans la région médiane par un germiducte, qui part de chacun d'eux et qui s'anastomose à plein canal avec son congénère. Les germigènes s'infléchissent en arrière, de manière à laisser entre eux, dans la région médiane, un espace en fer-à-cheval dans lequel se loge le vitellogène. Cet organe est arrondi comme les testicules, mais de plus grande dimension que ceux-ci; le vitelloducte qui s'en sépare est difficile à suivre.

Le vagin part du pore génital, en dessous plutôt qu'en arrière de la poche du cirre. Il se place aussitôt derrière celle-ci et se dirige transversalement. Après un court trajet, il se dilate en un réservoir spermatique, qui se remplit de plus en plus de sperme, à mesure que les testicules fonctionnent. Ce réservoir prend une forme ovalaire et acquiert de grandes dimensions; il se loge dans la partie antérieure de l'anneau, entre la poche du cirre et le germigène; il est réfringent et facilement reconnaissable sur les anneaux dont l'appareil femelle commence à fonctionner.

Sur des Vers conservés depuis longtemps dans l'alcool, sans avoir été traités au préalable par des réactifs convenables, il n'est pas possible de compléter l'étude anatomique de l'appareil reproducteur et d'observer notamment les rapports réciproques du vagin, du vitelloducte, du germiducte et de l'utérus. On peut néanmoins se faire une idée suffisamment exacte de ces organes, d'après la description qui en sera donnée plus loin chez *Hymenolepis diminuta*.

A mesure que se font le développement des œufs et la réplétion de l'utérus, les organes sont comprimés et se résorbent peu à peu : les testicules disparaissent, puis les glandes femelles; en revanche, le canal déférent, la poche du cirre, le vagin et le réservoir spermatique persistent avec tous leurs caractères. La masse des œufs, qui va sans cesse en augmentant, les refoule progressivement vers la limite antérieure de l'anneau; ils finissent par pâlir, par s'effacer progressivement, mais on peut néanmoins les retrouver jusque dans les anneaux mûrs, et même le réservoir spermatique peut encore s'y montrer plein de spermatozoïdes.

Sur les anneaux arrivés au dernier degré du développement, l'utérus n'est nullement délimité par une membrane : par suite de la régression des glandes génitales, le parenchyme de l'anneau s'est creusé de lacunes dans lesquelles les œufs sont accumulés. L'anneau s'est ainsi transformé en une sorte de sac dont la paroi est simplement constituée par la cuticule et par les couches musculaires sous-jacentes. Il renferme au plus une centaine d'œufs, souvent même beaucoup moins, non à cause d'un avortement de ceux-ci, mais bien plutôt par suite d'une sorte de ponte qui s'opère à travers des déchirures de la cuticule, dans l'interstice des anneaux.

L'œuf est pourvu de trois membranes d'enveloppe, anhistes, transparentes et fortement écartées les unes des autres. Il est arrondi ou ovalaire, mais s'affaisse souvent sur lui-même par suite de la compression exercée par les parties voisines, et présente ainsi l'aspect le plus irrégulier; la membrane externe ou vitelline et la membrane interne ou « coque de l'œuf » jouissent cependant d'une certaine résistance. Seule la membrane moyenne ou chorion est normalement plissée sur elle-même : Grassi (14) et Senna (38) l'ont méconnue et l'ont prise pour un simple filament élastique, perdu au sein de la substance granuleuse. Entre la membrane moyenne et la membrane interne se voient des détritus vitellins plus ou moins abondants, plus ou moins granuleux; des résidus de même nature, mais moins abondants, se rencontrent également entre les deux premières enveloppes. La « coque de l'œuf » est ovale et présente à chacun de ses pôles un très petit mamelon obtus.

Ainsi constitué, l'œuf mesure communément 30 à 37 μ de large, mais atteint jusqu'à 48,50 et même jusqu'à 55 μ de long, quand il est elliptique. La seconde enveloppe mesure 24 à 27 μ sur 20 μ. La troisième, qui enserre de près l'onco sphère, a des dimensions moins variables : elle est elle-même plus ou moins globuleuse et large de 16 à 19 μ. Les crochets de l'embryon hexacanthe sont peu visibles, à cause des granulations dont celui-ci se montre infiltré : ils sont longs de 10 à 12 μ (de 12 à 14 μ, d'après Perroncito) et incurvés en faux à l'une de leurs extrémités.

Développement et propagation de l'*Hymenolepis nana*.

L'*Hymenolepis nana* a été vu chez l'Homme dans des pays très divers (Égypte, Europe, Amérique) ; on en trouve parfois des milliers d'exemplaires chez un même malade ; enfin, il a d'étroites analogies avec certains Cestodes des Rongeurs, notamment avec l'*Hymenolepis diminuta* Rudolphi et avec le Cysticercoïde du Ver de farine (*Cercocystis tenebrionis* Villot). L'opinion qu'il passe aussi son état larvaire chez un Insecte peut donc paraître vraisemblable. Leuckart suppose même qu'il peut se développer chez un Gastéropode et explique son abondance extrême chez quelques malades par un phénomène de bourgeonnement qui se produirait chez l'hôte intermédiaire, comme c'est le cas, d'après Villot (**46**), pour certains Cysticercoïdes (*Staphylocystis*, *Urocystis*) des Myriapodes (*Glomeris limbatus*).

En raison de la diversité des pays où il a été

observé jusqu'à ce jour, un intérêt tout spécial s'attache à la connaissance de ses migrations et de son mode de propagation. A supposer qu'il passe son état larvaire chez un Insecte, comme nous en avions émis la croyance (**6**), à cause de sa ressemblance avec les Téniadés des Rongeurs, ses hôtes intermédiaires devraient avoir été transportés de l'ancien continent dans le nouveau, ou inversement, et s'être acclimatés dans leur nouvel habitat; ou bien encore ce devraient être des espèces autochtones, mais voisines et appartenant soit à un seul et même genre, soit à des genres différents, mais étroitement apparentés.

Même avec la restriction considérable qui découle de ces considérations, le nombre des espèces d'Insectes capables d'héberger le Cestode à l'état larvaire était encore trop grand pour qu'on pût à coup sûr prévoir quelle espèce jouait normalement le rôle d'hôte intermédiaire. Pour déterminer celui-ci, il fallait donc recourir à l'expérimentation : c'est ce qu'ont fait Grassi et Calandruccio, qui ont eu à leur disposition un grand nombre de Vers vivants, fraîchement évacués. Les résultats auxquels ils sont arrivés sont d'une haute importance et font connaître pour les Ténias un mode de développement ignoré jusqu'alors.

Tout d'abord, Grassi (**14, 16, 18**) et Calandruccio (**9**) firent avaler des œufs frais à un grand nombre d'animaux, mais sans jamais obtenir le développement d'aucun Cysticercoïde. Ils expérimentèrent sur un Chevreau à la mamelle, sur un jeune Chien, sur des Poulets, des Lapins, un grand nombre de

Myriapodes variés et de Lépismes, sur des Blattes, des larves de Diptères, et enfin sur des Puces, des Punaises et des Poux. Une expérience d'infestation directe fut encore tentée sur l'Homme, d'ailleurs sans plus de succès : un individu avala une pilule

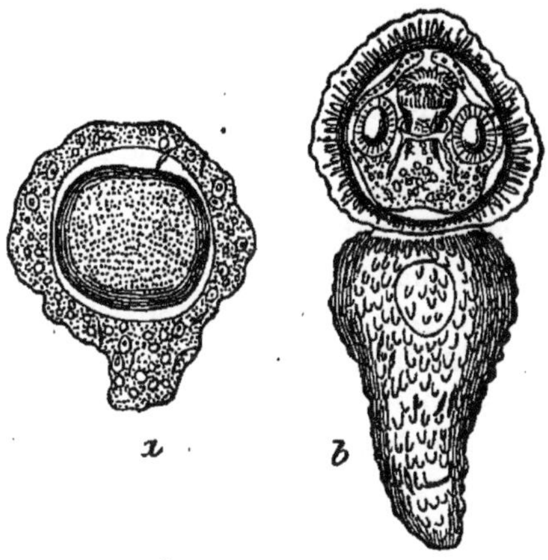

Fig. 6. — Cysticercoïde du Ver de farine, grossi environ 100 fois, d'après Stein. — *a*, Cysticercoïde enkysté; *b*, *Cercocystis* hors de son kyste.

de matières fécales contenant un grand nombre d'œufs frais.

Malgré le résultat négatif de ces multiples expériences, Grassi exprime néanmoins l'avis que l'état larvaire du parasite doit s'accomplir chez les Coléoptères : il pense que le Cysticercoïde (fig. 6) découvert, en 1852, par Stein (**43**), dans la cavité générale du Ver de farine (larve de *Tenebrio molitor* Fabricius), correspond à cet état larvaire et que l'Homme s'infeste en avalant par hasard, avec ses aliments, la larve d'Insecte en question.

Considérant que la *Filaria* (*Spiroptera*) *obtusa* Rudolphi (*Spiroptera murina* Leuckart), qui est adulte dans l'estomac du Surmulot et de la Souris, est enkystée à l'état larvaire chez la larve du Ténébrion, Leuckart et Küchenmeister avaient déjà pensé que le Cysticercoïde hébergé par cette même larve de Coléoptère devait accomplir une migration analogue et l'avaient rapporté à l'*Hymenolepis murina* Dujardin. En effet, la migration du Cysticercoïde se fait bien comme l'avaient supposé ces auteurs, mais la forme adulte qui en résulte est l'*Hymenolepis microstoma* Dujardin, ainsi que Villot l'a démontré.

Dès lors, on ne peut établir aucun rapprochement entre le Cysticercoïde du Ver de farine (*Cercocystis Tenebrionis* Villot) et l'*Hymenolepis nana :* ce dernier possède ordinairement 24 crochets, longs de 15 à 18 μ, tandis que le Cysticercoïde du Ténébrion en a 30, dont la longueur n'excède pas 12 μ.

Malgré la précision de ces faits, Grassi essaya d'infester la larve du Ténébrion avec des œufs d'*Hymenolepis nana :* l'expérience, répétée maintes fois dans des conditions variées, ne réussit point. En même temps, il examina des milliers d'Insectes et de Mollusques, dans l'espoir d'y découvrir des Cysticercoïdes ayant quelque analogie avec ce même Cestode ; il porta surtout son attention sur des Vers de farine recueillis dans des maisons habitées par des personnes hébergeant le parasite : toutes ces recherches demeurèrent sans résultat.

Une seule fois, il trouva chez le Ver de farine deux Cysticercoïdes qu'une personne de bonne volonté consentit à avaler; mais le résultat de cette expérience fut encore négatif.

Sur ces entrefaites, Grassi fit l'observation qu'à Catane le Surmulot (*Mus decumanus*) héberge très fréquemment quelques exemplaires d'*Hymenolepis murina* Dujardin, et la ressemblance de cet helminthe avec l'*Hymenolepis nana* lui parut si frappante qu'il n'hésita pas à considérer ces deux espèces comme n'en formant réellement qu'une seule, ou du moins comme n'étant qu'une légère variété l'une de l'autre. Or, tandis que le Cestode était commun chez le Rat, on ne trouvait ni chez les Insectes, ni chez les Myriapodes, ni chez les Mollusques recueillis dans la même localité, aucun Cysticercoïde qui pût lui être rapporté. Malgré l'insuccès des tentatives d'infestation signalées plus haut, il fallait donc revenir à l'idée de l'infestation directe. Dès lors, la voie à suivre était toute tracée :

Deux Rats albinos, âgés d'environ deux mois et nourris exclusivement au pain et à l'eau pure, avalent environ dix anneaux mûrs d'*Hymenolepis murina ;* on s'est assuré, au préalable, que leur tube digestif ne renferme aucun parasite. Au bout de huit jours, ils sont sacrifiés, et l'on trouve chez chacun d'eux des centaines d'*Hymenolepis murina :* le rostre et les crochets sont déjà complètement développés, les ventouses sont encore toutes petites, le cou est plus ou moins long et sans traces d'annulation.

Un autre Rat, soumis également à l'infestation expérimentale, est tué au bout de quatre-vingts heures environ : son intestin ne contient encore aucun Cestode libre, mais on constate, dans la partie inférieure de l'iléon, un grand nombre de kystes, dont chacun renferme un *Hymenolepis murina* en voie de développement. Le rostre, les corpuscules calcaires sont déjà bien accusés; les crochets du rostre sont très petits, mais ont déjà à peu près atteint leur nombre définitif. Quelques Cysticercoïdes portent encore les six crochets de l'oncosphère.

L'expérience fut répétée jusqu'à onze fois dans ces mêmes conditions et avec le même succès. En revanche, elle ne réussit point ou ne réussit qu'exceptionnellement avec des Rats ayant moins d'un mois ou en ayant plus de trois : on n'obtient alors, le plus souvent, qu'un petit nombre de Vers. Le Surmulot non albinos se montre également réfractaire ou, au contraire, se laisse infester suivant ces mêmes conditions. On constate donc pour le Rat, à l'égard de ce parasite spécial, les mêmes faits que pour tant d'autres animaux, à savoir que les helminthes infestent un organisme d'autant plus facilement qu'il est plus jeune.

Grassi conclut donc à l'évolution directe de l'*Hymenolepis murina*, sans l'intervention d'aucun hôte intermédiaire.

En réalité, le développement n'est point direct : nous nous trouvons en présence d'un Cestode qui a pour hôte intermédiaire le Rat et pour hôte définitif également le Rat.

D'une façon générale, les Téniadés (ceux du moins dont on connaît les migrations) passent leur état larvaire enfouis dans les organes d'une certaine espèce animale, puis leur état adulte dans le tube digestif d'une autre espèce. Dans le cas particulier de l'*Hymenolepis murina*, le parasite accomplit encore son évolution en passant successivement par deux organes distincts ; il y a pourtant une infraction à la règle générale, et cette infraction consiste en ce que la migration s'effectue dans l'organisme d'une seule et même espèce animale.

C'est là une particularité assurément très intéressante, mais d'importance secondaire, puisqu'elle laisse intacte la grande loi des migrations. On peut d'ailleurs observer des faits du même genre chez les Gordiens, d'après Villot, et chez les Linguatules, d'après Stiles.

En résumé, voici de quelle manière on doit se représenter désormais les métamorphoses et les migrations de l'*Hymenolepis murina :*

Le Rat trouve dans ses aliments des œufs qui, dans l'estomac ou l'intestin, livrent passage à des embryons hexacanthes. Ceux-ci descendent jusque dans l'iléon, pénètrent dans les villosités et s'y transforment en Cysticercoïdes. Au bout de trois ou quatre jours, cette métamorphose est achevée : la villosité se rompt alors, et le Cysticercoïde tombe dans l'intestin, où il passe à l'état adulte et arrive à maturité dans l'espace de quinze à trente jours ; les œufs apparaissent dans les selles vers le trentième jour. L'auto-infestation, qui aurait pour conséquence une augmentation progressive du nombre des parasites hébergés par un même Rat, n'est pas possible dans ces conditions, qui semblent pourtant y être éminemment favorables : en effet, l'embryon hexacanthe ne peut être mis en liberté que si l'œuf a subi l'atteinte du suc gastrique ou du suc pancréatique. Bien qu'il renferme également un embryon au moment où il est pondu dans l'intestin, l'œuf de l'Oxyure vermiculaire se comporte de la même manière.

Avant d'aller plus loin, il convient d'indiquer d'une façon plus précise les métamorphoses que subit l'*Hymenolepis murina* au cours de son développement; ces importantes observations sont dues encore à Grassi.

Le développement se fait avec une inégale vitesse, suivant les individus. De vingt-quatre à cinquante heures après l'infestation expérimentale, l'éclosion des embryons hexacanthes est achevée; ils ont même déjà notablement grandi : on les voit dans la dernière portion de l'intestin grêle, non plus libres dans la cavité de l'organe, mais enfouis dans la muqueuse, surtout à la base des villosités. Ils se sont transformés en une larve ayant l'aspect d'une bouteille dont le ventre présente un ou plusieurs étranglements et au cou de laquelle nous donnerons tout de suite le nom d'*appendice caudal*. Les six crochets de l'oncosphère se voient encore sur l'appendice; ils sont disposés par paires, dans la portion terminale, la pointe tournée vers celle-ci; parfois cependant, on les voit sur la partie postérieure de la portion renflée. Cette dernière présente déjà des corpuscules calcaires dans sa région médiane. La portion renflée et l'appendice caudal se continuent sans ligne de démarcation.

De quarante à soixante-dix heures après l'infestation, la larve a encore grandi; sa structure s'est profondément modifiée, mais non sa forme. L'appendice caudal présente sensiblement le même aspect; les trois paires de crochets de l'oncosphère se sont écartées l'une de l'autre. Quant à la portion renflée, elle est constituée par une sorte de kyste délimitant une cavité remplie de liquide et presque entièrement comblée, d'autre part, par une tête qui présente déjà tous les caractères de celle de l'*Hymenolepis nana*. Cette tête s'attache par un cou large et court au fond de la cavité qui l'entoure, en regard même du point d'où, par la face externe, se sépare l'appendice caudal : elle se dresse dans la cavité et se met en rapport, par son sommet, avec le pôle opposé à celui où elle s'insère. Il n'y a d'ailleurs, dans la structure des tissus, rien qui indique où cesse le cou et où commence le kyste, pas plus qu'on ne saurait dire où cesse le kyste et où commence l'appendice caudal.

Telles sont les observations de Grassi : il en résulte nettement que l'extrémité antérieure de l'oncosphère, c'est-à-dire celle qui porte les trois paires de crochets, donne naissance à l'appendice caudal, tandis que l'extrémité postérieure donne naissance à la tête.

Ces faits sont d'accord avec ce qu'on sait déjà du développement de Cestodes d'un autre groupe (*Tænia serrata* et espèces analogues).

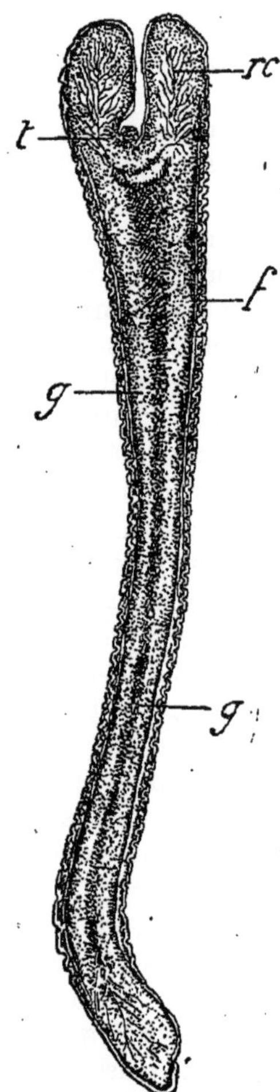

Fig. 7. — *Cysticercus pisiformis* Zeder, âgé d'environ un mois, d'après Moniez. — *f*, fibres longitudinales courant à la base des papilles; *g*, partie centrale finement grenue, suivant laquelle se fera la déchirure des tissus, lors du passage à l'état vésiculaire; *rc*, *receptaculum capitis*, développé grâce à un actif phénomène de bourgeonnement; *t*, bourgeon céphalique.

Malgré la précision de ses observations, Grassi n'a point observé de quelle manière la tête et le kyste qui l'entoure se sont développés aux dépens de la portion renflée de la jeune larve. Une comparaison avec d'autres Cysticercoïdes va nous permettre de combler cette lacune.

Hamann (24) a découvert dans la cavité générale du *Gammarus pulex* deux sortes de *Cercocystis*[1] appartenant à deux espèces distinctes (*Tænia sinuosa* Zeder et *Tænia tenuirostris* Rudolphi) : il a pu les observer à différents stades de leur développement. Après que l'embryon a pris la forme d'une bouteille, la partie renflée se présente sous l'aspect d'un corps ovale, creusé en un sac à l'intérieur duquel la cuticule se réfléchit. Hamann pense que ce sac s'est produit par une simple invagination; par analogie avec ce qui se voit chez les Cysticerques, par exemple chez le *Cysticercus pisiformis* Zeder, larve du *Tænia serrata* Göze (fig. 7). Nous croyons plutôt que le phénomène d'invagination est dominé par un actif phénomène de bourgeonnement.

Quoi qu'il en soit, le fond de la cavité, au niveau même de l'origine de l'appendice caudal, est occupé par une dépression sur laquelle repose une sorte de coussinet (fig. 8). La paroi de la cavité est formée de deux couches distinctes : l'externe comprend des cellules irrégulières, fusiformes, étoilées ou sans prolongements, noyées dans une substance fondamentale finement granuleuse; l'appendice

1. Villot propose de désigner sous ce nom les Cysticercoïdes urodèles.

caudal a la même structure et n'en est que la continuation. La couche interne est plus mince et plus différenciée : elle se montre constituée par une couche de très petites cellules fusiformes, serrées les unes contre les autres; dans sa profondeur, on

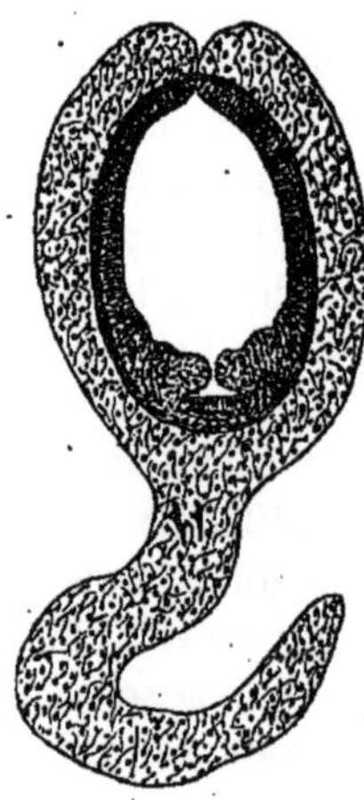

Fig. 8. — Coupe médiane longitudinale d'un très jeune Cysticercoïde de *Tænia sinuosa* Zeder, d'après Hamann.

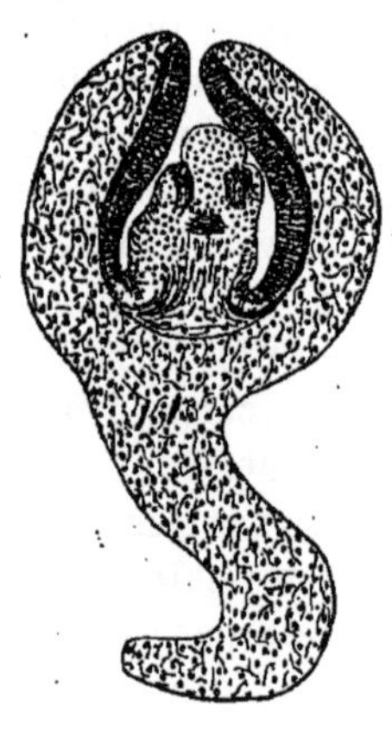

Fig. 9. — Coupe analogue à la précédente, mais provenant d'un Cysticercoïde plus âgé.

remarque déjà des fibrilles encore mal indiquées. Le coussinet qui occupe la dépression est formé de cellules épithéliales.

Aux stades suivants, le sac se modifie peu, mais le coussinet cellulaire augmente d'épaisseur et proémine peu à peu à l'intérieur du sac, sous forme d'un cône solide (fig. 9), à la surface duquel se développent les ventouses et les crochets. Les ventouses prennent naissance aux dépens de quatre groupes cellulaires équidistants, qui se voient sur le pourtour du cône; les crochets se montrent un peu plus tard, et leur apparition coïncide avec celle des corpuscules calcaires.

Nous avons admis, pour plus de simplicité dans notre exposition, que le Cysticercoïde restait tou-

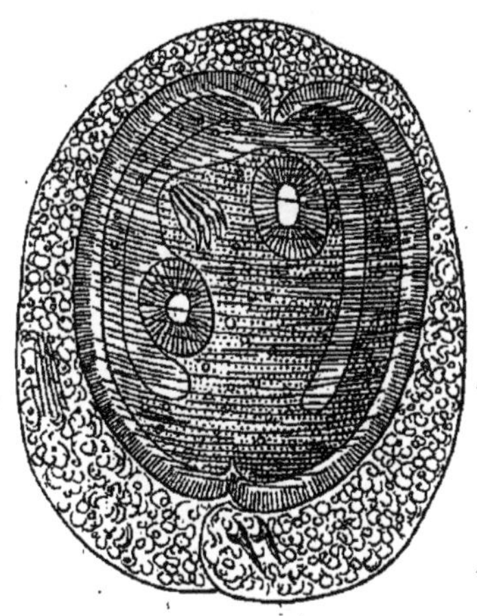

Fig. 10. — Cysticercoïde de *Tænia sinuosa* complètement développé, entouré de son appendice caudal et d'une mince enveloppe adventice, d'après Hamann.

jours une masse pleine. Bien au contraire, il se creuse ordinairement d'une cavité qui s'étend tout à la fois dans le corps et dans la queue. Cette cavité ne persiste pas chez les *Cercocystis*, mais continue de s'accroître et peut acquérir des dimensions considérables chez les *Cysticercus*. La différence morphologique entre ces deux formes larvaires, qu'on a voulu opposer l'une à l'autre, est donc véritablement insignifiante. Elle le paraîtra encore plus, si l'on se rappelle que, chez certains Cysticerques, tels que *C. fasciolaris* Rudolphi, larve de *Tænia crassicollis* Rudolphi, la transformation hydropique

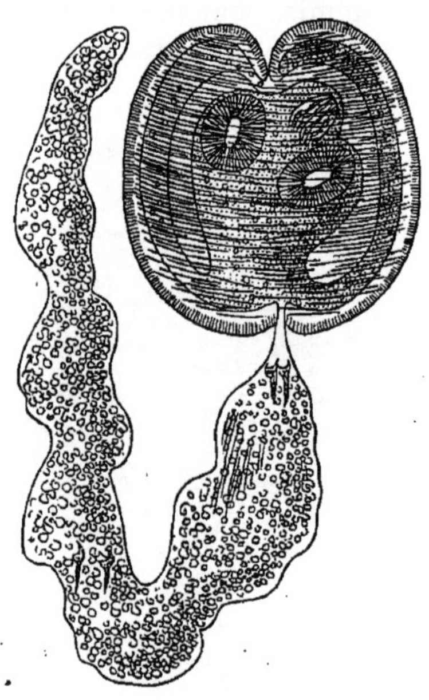

FIG. 11. — Cysticercoïde complètement développé, mais débarrassé de son enveloppe adventice, d'après Hamann.

de l'appendice caudal est réduite au minimum. A part cette différence toute secondaire, il y a concordance absolue entre l'évolution des *Cercocystis* et celle des *Cysticercus* ces deux formes larvaires ne sont que deux variétés d'un seul et même mode de développement. Cette conclusion est intéressante, car les Téniadés adultes qui dérivent de ces états larvaires sont essentiellement dissemblables et n'appartiennent aucunement à un même genre ni à une même sous-famille.

La larve continue à s'accroître. Le sac se serre autour de la tête, et on pourrait le croire fermé de toutes parts, si l'on n'apercevait pas un étroit orifice au pôle opposé à l'appendice caudal. La tête a acquis tous les caractères qu'elle aura chez le Cestode adulte. L'appendice caudal s'enroule autour du sac céphalique, et le Cysticercoïde se trouve définitivement constitué (fig. 10 et 11).

Il est légitime d'admettre que, à part des différen ces très secondaires, le développement d'*Hymenolepis nana* se fait de la même manière que celui de *Tænia sinuosa*. Chez ces Cestodes, le sac péricéphalique et la tête elle-même se forment exactementde la même manière et au même endroit que chez les Cysticerques (fig. 7) : le sac est donc un véritable *receptaculum capitis*.

Rapports de l'*Hymenolepis nana* avec l'*Hymenolepis murina*.

Nous avons vu que Grassi considère l'*Hymenolepis murina* et l'*Hymenolepis nana* comme appartenant à une seule et même espèce, qui devrait prendre le premier de ces noms, en raison de sa priorité. Il est certain qu'entre ces deux formes la différence n'est pas grande; il est pourtant possible de constater entre elles des différences assez marquées pour que cette identité spécifique semble au moins contestable.

D'après Dujardin (11), l'*Hymenolepis murina* est long de 25 millimètres et large de $0^{mm}55$ à $0^{mm}90$; Grassi lui-même dit qu'il peut atteindre une longueur de 30 à 40 millimètres. La tête est large de 320 μ et surmontée d'un rostre court et épais, armé d'une couronne simple de 20 à 24 crochets, mesurant 15 à 17 μ de longueur. Les ventouses sont larges de 80 μ; le cou, large de 150 μ. Le pénis est lisse, très grêle, peu saillant. L'œuf est elliptique et pourvu de trois enveloppes : l'externe mesure 65 μ de longueur, et la moyenne 50 μ; l'interne est plus résistante, un peu oblongue, et se termine par une pointe obtuse à chaque extrémité. L'embryon hexacanthe est long de 29 à 30 μ; ses crochets mesurent 15 à 16 μ.

En comparant cette description avec celle de l'*Hymenolepis nana*, on constate que la tête, les crochets et le cou sont sensiblement de même dimension dans les deux formes; mais l'*Hymenolepis murina* se distingue nettement de l'*Hymenolepis nana* par sa taille notablement plus grande, par ses ventouses plus étroites, par son roste plus allongé, ainsi que par ses œufs et par ses embryons hexacanthes considérablement plus grands. Dujardin n'attribue que 20 à 24 crochets à l'*Hymenolepis murina*, tandis que l'*Hymenolepis nana* en possède normalement de 24 à 27, et même jusqu'à 30; mais cette différence ne mérite guère d'être prise en considération, à cause de la difficulté qu'on éprouve fréquemment à faire le dénombrement exact des crochets et à cause de la facilité avec laquelle certains d'entre eux se détachent sans laisser de traces.

Si l'on admet l'identité spécifique des *H. murina* et *H. nana*, la différence d'habitat explique suffisamment les différences de taille. Les helminthes qui se montrent capables de vivre chez des hôtes divers et qui, en raison de cette diversité d'habitat, trouvent des conditions d'existence inégalement favorables, présentent en effet d'assez notables variations de taille. Mais alors il est un ensemble de caractères qui restent fixes et dont la constance démontre précisément l'unité spécifique des différentes variétés envisagées : tel est le cas notamment, chez les Cestodes, pour la structure et les dimensions des crochets, de l'œuf et de l'embryon hexacanthe. Or, l'œuf de l'*H. murina* présente, dans ses diverses parties, des dimensions notablement plus grandes que celui de l'*H. nana* ; de plus, la membrane interne ou « coque de l'œuf » est oblongue, et la pointe obtuse dont elle est pourvue à chaque pôle est bien plus accentuée que chez *H. nana*.

Si l'on tient compte de toutes ces dissemblances, l'opinion de Grassi, quant à l'identité spécifique des deux formes en question, semble rien moins que certaine. Ces deux formes sont assurément très voisines l'une de l'autre ; mais nous croyons néanmoins, avec Moniez, qu'elles représentent deux espèces distinctes.

Cette conclusion, basée uniquement sur l'étude anatomique, se trouve d'ailleurs confirmée implicitement par des considéraiions d'un autre ordre.

L'*Hymenolepis murina* a été vu chez le Surmulot, à Rennes, par F. Dujardin, à Göttingen par von Linstow, à Lille par Moniez, à Paris par R. Blanchard, à Heidelberg et à Catane par Grassi. Or, la Sicile est jusqu'à présent le seul pays où l'on ait constaté la coïncidence de l'*H. murina* chez le Rat et de l'*H. nana* chez l'Homme : on ne peut donc pas affirmer que la distribution géographique des deux Cestodes soit la même, ni tirer de là un argument en faveur de leur identité.

Puisque les deux Vers en question sont d'espèce distincte, il en résulte que l'évolution de l'*Hymenolepis nana* est encore inconnue. Grâce à son étroite parenté avec l'*H. murina*, il est permis de supposer qu'il se développe d'une manière analogue à celui-ci, et que l'Homme lui tient lieu tout à la fois d'hôte intermédiaire et d'hôte définitif. C'est ce qu'a pensé Grassi, et c'est pourquoi il fit l'expérience suivante :

Il fait prendre des anneaux mûrs d'*H. murina* à six personnes, quatre adultes et deux jeunes garçons. Cinq des expériences n'eurent aucun résultat. Quinze jours après l'infestation, les selles du sixième patient, un jeune garçon de cinq ans, renfermaient un certain nombre d'œufs d'*H. nana* : un ténifuge lui fit évacuer à peu près 50 Vers de cette espèce.

Un autre jeune garçon, qui n'avait aucun *H. nana*, mais qui avait coutume recueillir les déjections d'un autre enfant atteint par le parasite, se montra infesté après un mois de ce service.

Grassi tire de là un nouvel argument en faveur

de l'identité spécifique des deux helminthes, et voit dans ces faits la preuve que l'évolution du parasite se fait chez l'Homme exactement comme chez le Rat. Il reconnaît toutefois avec raison que des observations de cette nature ne sont pas à l'abri de la critique, puisqu'elles ont été faites dans un pays où l'*H. nana* est très répandu dans l'espèce humaine. Leur valeur paraîtra moindre encore, si l'on n'a pas oublié que le savant de Catane n'a pu infester le Rat avec des anneaux mûrs d'*H. nana*.

D'ailleurs, l'exemple de l'*H. microstoma* Dujardin, espèce très voisine des précédentes, démontre qu'on ne saurait exclure *a priori* la possibilité de migrations s'accomplissant entre l'Homme et un Insecte. La question reste donc pendante et ne saurait être tranchée sans de nouvelles recherches expérimentales.

Description de l'*Hymenolepis diminuta*.

SYNONYMIE : *Tænia diminuta* Rudolphi, 1819.
T. leptocephala Creplin, 1825.
T. flavopunctata Weinland, 1858.
T. varesina Ern. Parona, 1884.
T. minima Grassi, 1886.

Ce Cestode est long de 20 à 40 centimètres et même plus ; Grassi indique une longueur maximum de 60 centimètres. Le corps est formé de 800, de 1 000 anneaux et plus, dont la largeur augmente insensiblement d'avant en arrière.

La tête (fig. 12) est de forme et de dimensions assez variables, suivant les individus. Elle est large de 0mm2 à 0mm5, cuboïde ou claviforme, arrondie ou comme tronquée en avant et creusée à son sommet d'une petite dépression que von Linstow décrit comme une cinquième ventouse : c'est en réalité une invagination dans laquelle se cache d'ordinaire un petit rostre inerme, très réduit, peu visible et à peine protractile; sa protra-

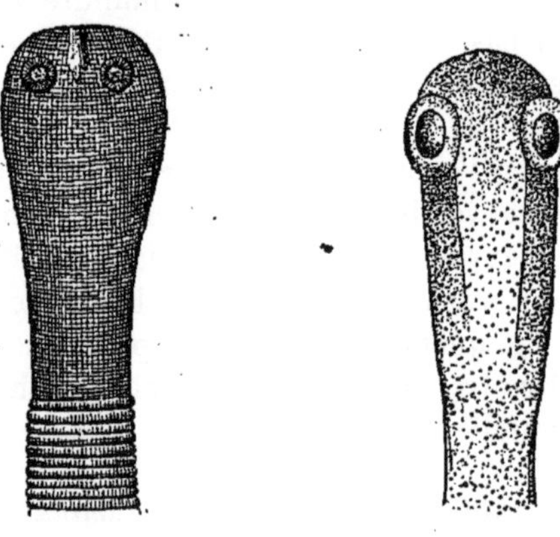

Fig. 12.— Tête d'*Hymenolepis diminuta.* — A, d'après Zschokke; B, d'après Parona, grossie 480 fois.

ction change encore l'aspect de la tête et lui fait présenter une saillie à l'extrémité. Les ventouses sont petites, mais profondes, puissamment musclées, très rapprochées les unes des autres et du sommet de la tête; elles sont parfois arrondies, mais sont le plus souvent ovales et mesurent 95 à 110 μ sur 82 à 90 μ.

Le cou est large de 0mm18 et n'a pas plus de 0mm5 de longueur; Parona (34) lui attribue une longueur de 2 à 3 millimètres, mais cela tient sans doute à ce qu'il n'a pas su distinguer les premiers anneaux, dont la limite est d'ailleurs très peu marquée. Ceux-ci sont larges eux-mêmes de 0mm18 et longs de 19 μ. A 4 centimètres de la tête, les anneaux sont larges de 1 millimètre et longs de

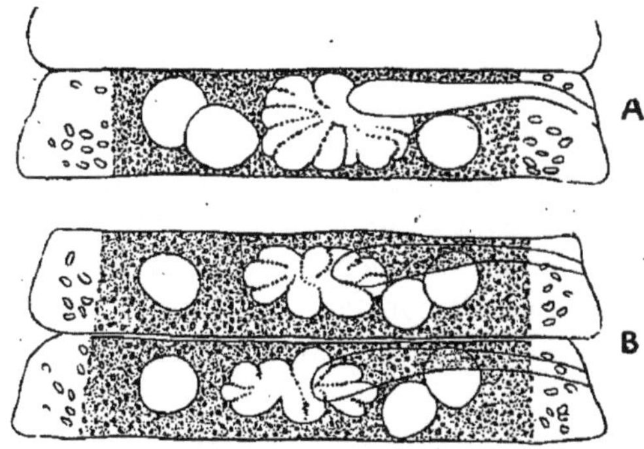

Fig. 13. — Anneaux sexués d'*Hymenolepis diminuta*, d'après Grassi. — A, les testicules sont disposés normalement; B, les testicules sont disposés anormalement.

0mm14; ils atteignent leurs plus grandes dimensions un peu avant l'extrémité postérieure et mesurent alors 3mm 5 de large sur 0mm 66 de long. En arrière de ce point, les anneaux s'allongent encore jusqu'à mesurer 0mm75, mais leur largeur tombe à 2mm5, par suite de l'expulsion partielle des œufs. Parona dit que les dimensions des anneaux peuvent être, au maximum, de 4 millimètres pour la largeur et de 3 millimètres pour la longueur; ces chiffres sont évidemment exagérés : ils sont d'ailleurs en désaccord avec les figures données par cet auteur.

L'appareil excréteur a la même disposition que chez *Hymenolepis nana.* Le parenchyme de la tête et du cou est infiltré de corpuscules calcaires ovales, mesurant 8 à 13 μ sur 4 à 6 μ; ces corpuscules deviennent rares sur les anneaux et peuvent faire défaut.

Les pores sexuels sont très petits et peu apparents; ils s'ouvrent à l'union du tiers antérieur et des deux tiers postérieurs du bord latéral de l'anneau, mais se trouvent progressivement reportés en avant, à mesure que celui-ci grandit. Tous les pores sont situés du même côté; par exception, ainsi que Grassi l'a constaté, on peut les voir s'ouvrir sur le bord opposé sur une série de 10 à 30 anneaux.

Zschokke (51) a donné récemment une bonne description des organes génitaux; nous lui empruntons la plupart des détails qui suivent.

L'appareil mâle comprend trois testicules (fig. 13, A; fig. 14) : deux occupent la partie gauche, c'est-à-dire celle dont le bord présente le pore sexuel. Il n'est pas rare, d'après Grassi, de voir le nombre des vésicules testiculaires se réduire à deux, ou s'élever à quatre; de même, on peut voir exceptionnellement une seule vésicule dans la moitié droite de l'anneau et deux vésicules dans la moitié gauche (fig. 13, B).

Chaque testicule (fig. 14, *t*) donne naissance, par son extrémité dorsale, à un canal excréteur très étroit. Ceux qui s'échappent des deux testicules du côté droit se dirigent transversalement à gauche et se rencontrent à peu près sur la ligne médiane ; celui qui sort du testicule gauche marche au contraire vers la droite et vient s'aboucher au point même où se sont rencontrés les deux autres. Du confluent de ces trois conduits résulte un canal déférent, *cd*, qui court le long de la face dorsale de l'anneau et se dirige de droite à gauche, tout en décrivant des sinuosités : il se dilate

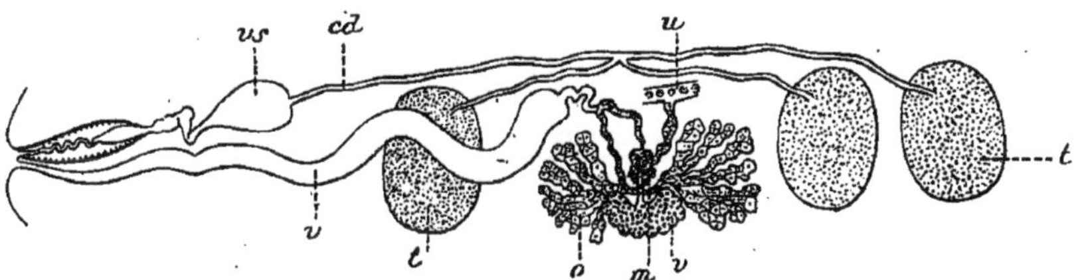

FIG. 14. — Appareil reproducteur d'*Hymenolepis diminuta* Rudolphi, d'après Zschokke. — *cd*, canal déférent; *m*, corps de Mehlis; *o*, ovaire ou germigène; *t*, testicule; *u*, utérus; *v*, vitellogène; *v*, vagin; *vs*, vésicule séminale.

bientôt en une vésicule séminale piriforme, *vs*. La portion externe de cette dernière s'étire en un canal qui s'infléchit vers la face ventrale et se jette dans la poche du cirre. Cette poche est allongée, grêle, entourée d'une double couche musculaire; le cirre, continuation du canal déférent, est replié à son intérieur; rarement on le voit sortir par le pore sexuel, auquel cas il fait saillie sous forme d'un bâtonnet grêle et lisse, long de 50 à 60 μ.

L'appareil génital femelle est encore constitué comme chez *Hymenolepis nana*, c'est-à-dire qu'on distingue deux germigènes latéraux (fig. 14, *o*) et un vitellogène postérieur et impair, *v*.

Le vagin, *v*, se dilate en un réservoir spermatique, au delà duquel il se continue par un étroit canal. Celui-ci reçoit un germiducte impair, né du germiducte transversal puis continue sa route jusqu'au corps de Mehlis, *m*, au niveau duquel il reçoit le vitelloducte. C'est là que le vitellus de formation, fécondé au moment où il débouchait dans

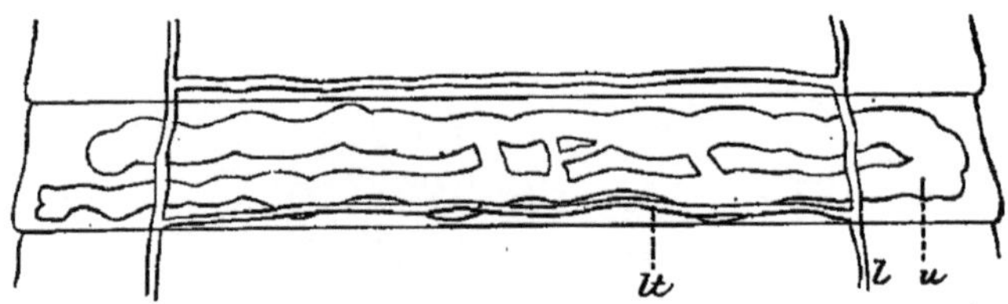

Fig. 15. — Disposition de l'utérus d'*Hymenolepis diminuta*, d'après Zschokke. — *l*, grande lacune longitudinale; *lt*, lacune transversale; *u*, utérus.

le vagin, se mélange au vitellus du nutrition et que l'œuf se constitue. L'œuf remonte alors par l'oviducte jusque dans l'utérus, *u*.

Ce dernier est d'abord un simple canal transversal: à mesure que les œufs s'y accumulent, il se développe surtout dans le sens dorso-ventral et dirige ses ramifications, les unes vers la face dorsale, les autres vers la face ventrale. Il prend alors une forme toute spéciale (fig. 15) : il a l'aspect de deux tubes transversaux, courant l'un le long du bord antérieur, l'autre le long du bord postérieur, et réunis entre eux par une anastomose longitudinale, le long du bord opposé au pore sexuel. Quand les œufs s'y sont accumulés, les deux branches utérines communiquent l'une avec l'autre, au moyen d'anastomoses de plus en plus nombreuses. Finalement, l'intérieur de l'anneau n'est plus constitué que par un sac bourré d'œufs et écrasant les autres organes.

Certains individus présentent une anomalie qui semble être fréquente chez cette espèce et qui

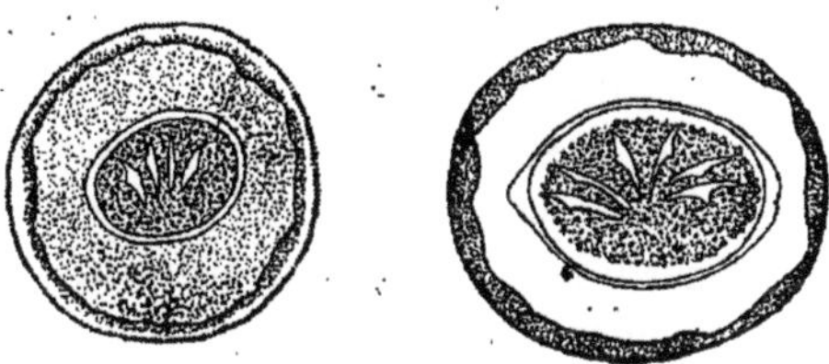

Fig. 16. — Œufs d'*Hymenolepis diminuta*.

consiste en un arrêt de développement des organes reproducteurs sur un plus ou moins grand nombre d'anneaux. Les anneaux sur lesquels on constate cette anomalie se trouvent épars çà et là entre des anneaux normalement constitués [1]. Sur la figure qu'en donne Leidy, on voit que les testicules, la vésicule séminale et la poche du cirre sont normalement constitués, mais il ne semble pas y avoir la moindre trace d'organes femelles.

1. Voici, d'après Leidy, quelle était la succession des anneaux fertiles et des anneaux stériles, sur un fragment long de 8 cm. 25 et provenant d'un enfant de trois ans : ce fragment débutait par 2 anneaux stériles; puis venaient 1, 2, 1, 6, 1, 1, 1, 5, 1, 18, 1, 3, 1, 3, 5, 1, 1, 3, 4, 1, 1, 3, 1, 1, 5, 2, 7, 1, 10, 1, 6, 3, 3, 15, 1, 2, 2, 2, 2 anneaux alternativement fertiles et stériles.

L'œuf (fig. 16) est arrondi ou ovale; il mesure de 60 à 70 μ et même de 70 à 86 μ. Son enveloppe externe est jaunâtre, un peu épaissie, et, à un fort grossissement, se montre délicatement striée dans le sens de son épaisseur; la membrane moyenne est dédoublée en deux couches intimement unies, mais différentes d'aspect; la membrane interne, ou « coque de l'œuf », présente ordinairement deux mamelons polaires, sur lesquels on n'a vu s'insérer aucun appendice filamenteux. L'embryon hexacanthe est elliptique, mesure 36 μ sur 28 μ, et présente six crochets longs de 11 μ.

L'*Hymenolepis diminuta* est normalement parasite des Rongeurs; parfois aussi on l'observe chez l'Homme : c'est lui que Weinland, Leuckart, Leidy et Parona ont décrit sous le nom de *Tænia flavopunctata.*

Développement et propagation de l'*Hymenolepis diminuta.*

La découverte des migrations de ce Ver est due à Grassi et Rovelli (**21**). La larve se trouve dans la cavité générale d'un Lépidoptère (*Asopia farinalis*), aussi bien à l'état de Chenille qu'à l'état de Papillon, ainsi que chez un Orthoptère (*Anisolabis annulipes* Lucas) et chez divers Coléoptères (*Akis spinosa* Linné, *Scaurus striatus* Fabricius). Elle a tous les caractères des *Cercocystis*. L'identité de cette larve avec *Hymenolepis diminuta* a été prouvée par voie expérimentale. Des larves provenant d'*Anisolabis annulipes* sont données à des Rats blancs : au bout de trois jours, les Vers se voient dans l'intestin, formés simplement d'une tête bien reconnaissable et d'un cou très court ; au bout d'une semaine, ils sont longs de cinq millimètres, mais ne présentent encore aucune trace de segmentation ; au bout de quinze jours, ils sont longs, les anneaux sont nombreux, mais les œufs ne sont pas encore mûrs.

L'identité d'*Hymenolepis diminuta* avec le *Tænia flavopunctata* de l'Homme a été reconnue par Grassi (**19, 20**). Les raisons qu'il en donne sont assez décisives pour qu'il faille adopter son opinion. En outre d'une sérieuse comparaison anatomique, il base sa manière de voir sur le résultat d'une expérience dans laquelle des larves, prises sur les Insectes désignés ci-dessus, furent ingurgitées par deux Hommes adultes : l'un des patients ne fut pas infesté, l'autre le fut au contraire. Quinze jours après l'ingestion des larves, ses selles renfermaient les œufs caractéristiques. Quelques jours après, l'extrait éthéré de Fougère mâle provoqua l'expulsion d'un grand nombre d'helminthes tout à fait semblables à ceux qu'on avait observés déjà chez l'Homme, et, d'autre part, ne se distinguant d'*Hymenolepis diminuta* qu'en ce que la membrane interne de l'œuf est régulièrement elliptique et ne présente presque jamais les deux mamelons polaires.

Le genre *Hymenolepis* et les espèces qui s'y rattachent.

En 1858, Weinland (**49**) proposait déjà le démembrement du genre *Tænia* Linné, et établissait notamment le genre *Diplacanthus* pour le *Tænia nana* et le genre *Hymenolepis* pour le *T. murina* et plusieurs autres espèces.

Les deux espèces *T. nana* et *T. murina* sont trop étroitement apparentées pour qu'on puisse valablement les placer en deux genres différents. Elles appartiennent, sans aucun doute, à un même groupe naturel, à un même genre, qui, par application des règles de la nomenclature, devrait prendre le nom de *Diplacanthus* Weinland, ce genre étant cité en premier lieu par l'auteur [1]. Mais un genre *Diplacanthus* avait été institué déjà par L. Agassiz pour des Poissons : ce même nom générique doit donc être rayé de la liste des Vers [2], et le nom d'*Hymenolepis*, qui ne fait aucun double emploi et ne prête à aucune confusion, doit être adopté.

Le genre *Hymenolepis* se distingue de tous les autres genres de Téniadés par un ensemble de caractères importants, qui se trouvent énumérés dans la diagnose suivante :

« *Corpus minutum, filiforme. Caput parvum, instructum rostro sese in capite retrahendi capace, aut magno unicâque e* XXIV–XXX *parvis uncinis constante uncinorum coronâ armato, aut exiguo et inerme. Collum longum. Annuli serrati, brevissimi latique, raro*

1. *Règles de la nomenclature des êtres organisés adoptées par le Congrès international de zoologie*, art. 31. Pour le commentaire de cette règle, voir mon rapport : *De la nomenclature des êtres organisés*, § 56.

2. *De la nomenclature...*, § 86 et 87.

minùs CL *numero. Porus genitalis marginalis, cujusque annuli sinistro margine apertus, si pro ventrale hoc annuli latus habeas, cui femineus apparatus respondit. Apparatus masculus e paucis testibus constans, plerumque tribus numero, quorum duo in dextrâ parte annuli, unus in sinistrâ. Annulus permaturus in saccum ovis gravem mutatus. Ovum perlucidum, rotundatum aut oblongum, tribus calycibus ingenti spatio distantibus circumdatum. Calyx internus, in quo oncosphæra inest, pyriforme apparatu carens, nonnunquam utroque polo papillam ostendens. Larva* Cryptocystis *vel* Staphylocystis *dicta. Migratio aut inter duas partes corporis unius hospitis, aut plerumque inter duos varios hospites absolvitur, quorum primus seu intermediarius Insectum vel Myriapodum.* »

« Corps petit, filiforme. Tête petite, pourvue d'un rostre rétractile, bien développé et armé d'une simple couronne de 24 à 30 petits crochets, ou rudimentaire et inerme. Cou long. Anneaux en dents de scie, beaucoup plus larges que longs, en nombre rarement inférieur à 150. Pores sexuels marginaux, percés sur le bord gauche des anneaux, la face ventrale de ceux-ci étant celle qu'occupe l'appareil génital femelle. Appareil mâle formé d'un très petit nombre de testicules, le plus souvent de trois, dont deux dans la moitié droite et un dans la moitié gauche de l'anneau. Anneau mûr transformé en un sac plein d'œufs clairs, arrondis ou oblongs, et entourés de trois coques très écartées les unes des autres. La coque interne enserre l'oncosphère et n'a pas d'appareil pyriforme; elle présente parfois un mamelon à chaque pôle. La larve est un *Cryptocystis* ou un *Staphylocystis*. La migration s'accomplit soit entre deux organes d'un hôte unique, soit, le plus souvent, entre deux hôtes différents, l'hôte intermédiaire étant un Insecte ou un Myriapode. »

On doit rattacher au genre *Hymenolepis* au moins quatorze espèces, qui, à l'état adulte, sont parasites de l'Homme, des Chiroptères, des Insectivores et des Rongeurs; il est vraisemblable qu'on devra même lui rapporter plusieurs Ténias des Oiseaux insectivores. L'état larvaire, autant qu'on le connaît, se passe chez les Insectes ou les Myriapodes, soit adultes, soit eux-mêmes à l'état larvaire. L'*Hymenolepis murina* fait exception à la règle, mais le mode de développement spécial à cette espèce est un état secondaire et résulte certainement d'une adaptation relativement récente; il est d'ailleurs vraisemblable que l'espèce n'a pas perdu complètement la faculté de se propager par l'intermédiaire des Insectes.

La plupart des *Hymenolepis* sont armés; d'autres sont inermes. Il est impossible de baser sur ce caractère différentiel une distinction générique, car toutes les espèces que nous réunissons dans ce genre se ressemblent par tout le reste de leur organisation, ainsi que par leur embryogénie. Bien qu'inerme, le *Tænia saginata* appartient sans conteste au même groupe naturel que les *Tænia solium, serrata,* etc., qui sont armés. Le genre *Hyme-*

nolepis nous présente donc plusieurs exemples analogues.

Premier groupe. — Hymenolepis armés.

1° HYMENOLEPIS MURINA Dujardin, 1845. — Corps long de 25 à 40 millimètres, large de $0^{mm}55$ à $0^{mm}90$. Tête large de 320 μ. Rostre court et épais, rétractile dans la tête, armé d'une couronne simple de 20 à 24 crochets longs de 15 à 17 μ. Ventouses larges de 80 μ. La membrane externe de l'œuf est longue de 65 μ, la moyenne de 50 μ ; l'interne présente à chaque pôle un mamelon bien marqué (fig. 17). Oncosphère longue de 29 à 30 μ, à crochets longs de 15 à 16 μ.

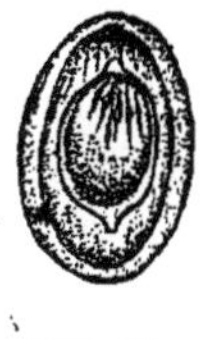

FIG. 17. Œuf d'*Hymenolepis murina*, grossi 260 fois, d'après Dujardin.

L'embryon éclot dans l'intestin du Rat, pénètre dans la muqueuse intestinale à la base des villosités, et s'y transforme en un *Cercocystis* qui, par rupture de son kyste, retombe dans l'intestin et y devient adulte.

Habite l'intestin grêle de *Mus decumanus*, *Mus pumilus*, *Mus musculus* et *Myoxus quercinus*.

2° HYMENOLEPIS NANA von Siebold, 1853. — Corps long de 10 à 15 millimètres, exceptionnellement de 20 à 25 millimètres, large de $0^{mm}50$ au maximum. Tête subsphérique, large de 250 à 330 μ. Rostre épais, long de 100 μ, large de 80 à 90 μ, rétractile dans la tête, armé d'une couronne simple de 24 à 28 et même à 30 crochets, ayant au moins 15 à 18 μ de longueur. Ventouses larges de 90 à 105 μ. La membrane externe de l'œuf est longue de 30 à 37 μ et atteint exceptionnellement une longueur de 50 et 55 μ; la moyenne mesure 24 à 27 μ sur 20 μ; l'interne mesure 16 à 19 μ et présente à chaque pôle un mamelon très peu apparent. Crochets de l'oncosphère longs de 10 à 12 μ. Développement inconnu.

Habite l'intestin grêle de l'Homme.

3° Hymenolepis microstoma Dujardin, 1845. — Corps long de 162 millimètres, large de 2mm1 au maximum, formé d'articles très nombreux. Après avoir expulsé leurs œufs, les derniers s'atrophient et deviennent oblongs. Tête presque globuleuse, large de 450 μ. Rostre très petit, rétractile, armé d'une couronne simple de 30 crochets longs de 11 μ, très grêles. Ventouses larges de 100 μ. Œuf elliptique; la membrane externe mesure 82 à 90 μ, la moyenne 77 μ, l'interne 41 μ. Oncosphère longue de 32 μ, à crochets longs de 18 μ.

L'embryon éclôt dans l'estomac du Ver de farine (larve du *Tenebrio molitor*) et s'y transforme en *Cercocystis tenebrionis* Villot. Ce Cysticercoïde devient adulte chez les Rongeurs.

Habite l'intestin grêle de *Mus musculus* et de *Mus rattus*.

4° Hymenolepis furcata Stieda, 1862. — Corps long de 8 à 10 millimètres. Tête ronde, large de 150 μ, bien distincte du cou. Rostre court, avec une couronne simple de 22 à 28 crochets longs de 24 μ et présentant la forme caractéristique. Cou long de 210 μ. Environ 100 anneaux, ayant au plus 210 μ de longueur et 560 μ de largeur. Les derniers anneaux sont plus petits, par suite de l'évacuation des œufs; ils sont longs de 105 μ et larges de 280 μ. Testicules au nombre de 3 à 5. Œuf elliptique, ayant la même structure que chez l'espèce suivante. Développement inconnu.

Habite l'intestin grêle de *Crocidura aranea.*

5° HYMENOLEPIS UNCINATA Stieda, 1862. — Corps long de 10 à 15 millimètres. Tête large de 280 μ. Rostre court, avec une couronne simple de 18 à 20 crochets longs de 17 μ 5 à 20 μ et présentant la forme caractéristique. Ventouses larges de 56 μ. Le cou n'est guère plus étroit que la tête, avec laquelle il se continue insensiblement. Environ 120 anneaux, ayant au plus 210 μ de longueur et 260 μ de largeur. Pores sexuels percés au milieu des bords latéraux. Testicules arrondis, larges de 35 μ, au nombre de 3 à 5. Cirre très petit, cylindrique, sans spicules, long de 13 μ, large de 3 μ. Anneau mûr transformé en un sac rempli de 100 à 150 œufs. Œuf elliptique, long de 56 μ, large de 45 μ et entouré de trois enveloppes : l'externe est lisse et transparente; la moyenne est mince et se plisse facilement; l'interne enserre l'embryon hexacanthe et mesure 31 μ 5 d'après Stieda, 39 μ sur 33 μ d'après von Linstow. Oncosphère à crochets longs de 10 μ 5 d'après Stieda, de 16 μ d'après von Linstow.

L'œuf est avalé par un Coléoptère (*Silpha lævigata*), dans la cavité générale duquel on retrouve la larve, d'après von Linstow, sous forme d'un organisme long de 295 μ, large de 203 μ, entouré de deux enveloppes et pourvu d'autre part d'un appendice caudal large et court, portant encore les crochets de l'hexacanthe; la tête et le rostre sont droits. Cette larve est considérée par von Linstow (29) comme rentrant dans le genre *Urocystis* Villot; en réalité, elle appartient encore au groupe des *Cercocystis*, puisqu'elle ne présente aucune trace

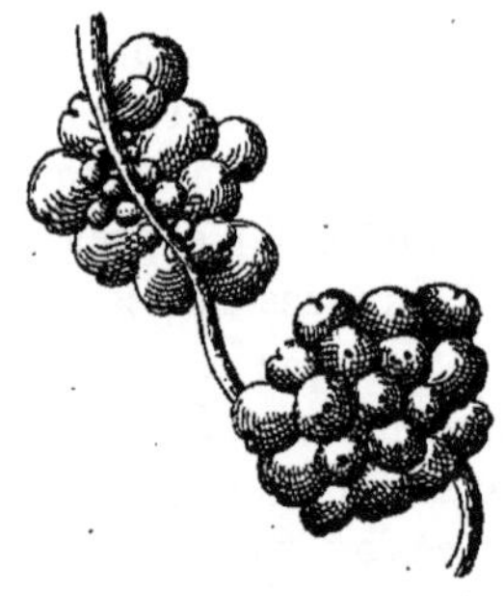

Fig. 18. — Portion d'un tube de Malpighi du *Glomeris limbatus*, portant deux grappes de Staphylocystes, d'après Villot.

de la reproduction agame par bourgeonnement qui caractérise les *Urocystis*.

A l'état adulte, le Ver habite l'intestin grêle de *Crocidura leucodon* et *Crocidura aranea*.

6° Hymenolepis scalaris Dujardin, 1845. — Corps long de 28 à 35 millimètres, large de $0^{mm}8$ à 1 millimètre formé de 170 anneaux environ. Tête large de 260 à 280 μ, presque rhomboïdale, terminée en cône tronqué. Rostre court, rétractile, armé de 12 à 13 crochets longs de 29 à 33 μ, de forme caractéristique; la lame, presque deux fois aussi longue que le manche, s'incurve à l'extrémité. Premiers anneaux larges de 350 μ; derniers annaux deux à trois fois plus longs que larges. Œuf à triple enveloppe : l'externe ovoïde, longue de 68 à 74 μ; la moyenne, plus droite, irrégulière, plissée, lon-

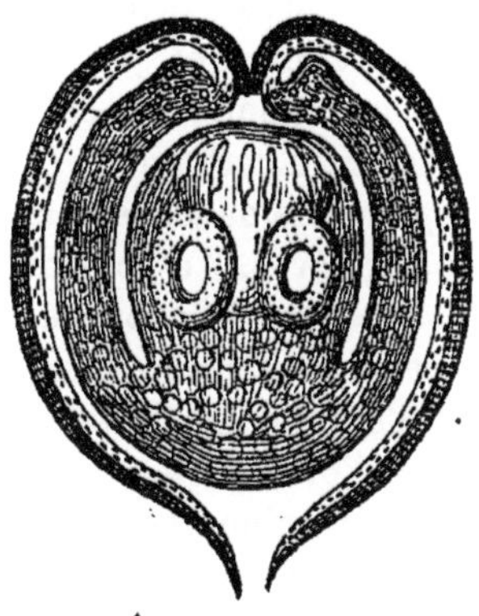

FIG. 10. — Coupe optique montrant la position relative des diverses parties d'un Staphylocysto à l'état de rétraction, d'après Villot.

gue de 55 à 60 μ; l'interne presque globuleuse, longue de 33 à 39 μ, large de 29 μ au moins. Oncosphère large de 31 μ, à crochets longs de 16 à 20 μ.

D'après Villot (**46**), la larve serait le *Staphylocystis bilarius*; elle vit dans le tissu adipeux qui entoure les tubes de Malpighi d'un Myriapode (*Glomeris limbatus*).

Le blastogène vésiculeux qui provient de l'embryon a la particularité d'être constamment prolifère : il bourgeonne de nombreuses vésicules caudales, qui restent adhérentes les unes aux autres et forment une colonie en grappe (fig. 18). La vésicule caudale résulte d'un bourgeonnement exogène du blastogène. De celle-ci dérivent également, mais par gemmation endogène, un corps et une tête qui se développent en même temps. La tête et le cou s'enfoncent dans le corps, mais restent exserts; au contraire, le corps s'invagine dans la vésicule caudale en se retournant.

Il y a donc deux invaginations : celle de la tête dans le corps, et celle du corps dans le kyste caudal (fig. 19). L'hypoderme de ce dernier est la continuation directe du corps. Au contraire, la cuticule s'arrête brusquement à la partie supérieure du kyste, et ses parois extérieures, en se rencontrant au fond de l'entonnoir d'invagination, ferment complètement l'ouverture.

Le Staphylocyste s'évagine dès qu'il est parvenu dans l'intestin de son hôte définitif (fig. 20) : il perd son kyste caudal, désormais inutile, puis des anneaux commencent à se former par bourgeonnement à son extrémité postérieure.

Habite à l'état adulte l'intestin grêle de *Crocidura aranea*.

7° Hymenolepis pistillum Dujardin, 1845. — Corps long de 1mm5 à 2 millimètres, pouvant s'allonger jusqu'à 2mm5 et 3 millimètres, claviforme ou en pilon, composé de 20 à 26 articles seulement. Tête globuleuse, large de 180 à 220 μ. Rostre aussi long que la tête, armé d'une couronne de 20 à 22 crochets longs de 10 μ et entièrement rétractile au fond d'une cavité qui se ferme en se contractant. Ven-

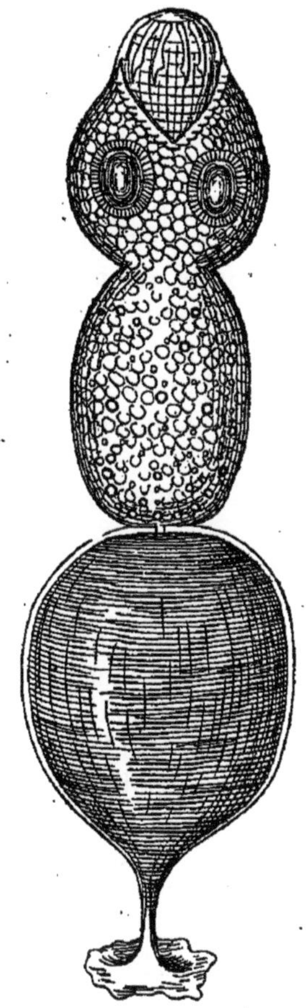

FIG. 20. — Staphylocyste à l'état de protraction. Les diverses parties se trouvent placées dans leur ordre de succession : la tête, le corps et le kyste caudal, d'après Villot.

touses peu saillantes. Premiers anneaux larges de

80 μ, presque continus et paraissant former un cou; les suivants, moniliformes, arrondis ou grenus, et de plus en plus larges jusqu'à atteindre une largeur de 0mm3. Les quatre ou cinq derniers articles, ordinairement ovigères, plus longs que larges; le dernier ou les deux derniers souvent rétrécis après l'émission des œufs. Œuf à triple enveloppe, mesurant 53 à 66 μ de long sur 50 μ de large; enveloppe moyenne de forme ovale; membrane interne sphérique, renfermant un embryon large de 37 μ, à crochets longs de 15 à 16 μ.

La larve (*Staphylocystis micracanthus* Villot) vit dans le tissu adipeux entourant les tubes de Malpighi de *Glomeris limbatus*.

Habite à l'état adulte l'intestin grêle de *Crocidura aranea*.

Malgré le petit nombre de ses anneaux et la grande longueur relative que les derniers peuvent atteindre, ce Cestode doit rentrer dans le genre *Hymenolepis*, auquel le rattachent son organisation générale et son développement. Ce que Dujardin décrit comme des testicules n'est sans doute autre chose que les lobes du germigène.

8° Hymenolepis tiara Dujardin, 1845. — Corps long de 3 millimètres à 5mm5, large de 0mm3 à 0mm5, formé d'un grand nombre d'anneaux. Tête large de 160 à 230 μ, sphéroïdale, en forme de turban. Rostre long de 80 μ, large de 80 μ, rétractile en entier dans la tête, armé d'une couronne simple de 30 à 32 crochets minces, longs de 22 μ; d'après von Linstow, il y aurait 34 crochets, longs de 26 μ, très minces et droits. Cou allongé et large de 90 μ ou contracté et large de 180 μ. Derniers anneaux huit à dix fois plus larges que longs; les ultimes s'atrophient après l'émission des œufs. Œuf oblong à triple enveloppe : l'externe mesure 70 à 80 μ sur 41 μ, la moyenne 54 à 61 μ, l'interne 34 à 36 μ. Oncosphère large de 31 μ, à crochets de 12 à 14 μ. Développement inconnu.

Habite l'intestin grêle de *Crocidura aranea*.

9° Hymenolepis erinacei Gmelin, 1789 (*Halysis erinacei* Zeder, 1803 ; *Tænia tripunctata* Braun, 1810 (in Rudolphi); *T. compacta* Rud., 1810). — Corps long de 110 à 130 millimètres. Tête presque piriforme, non aplatie, large de 430 μ. Rostre long de 300 μ, large de 120 μ; il est armé sur l'animal vivant, mais les crochets manquent d'ordinaire sur les individus conservés depuis longtemps dans l'alcool. Ventouses ovales, mesurant 260 μ sur 180 μ. Appareil vasculaire très visible; les lacunes longitudinales et transversales sont très larges. Cou large de 120 μ au moins. Pores sexuels unilatéraux; par exception (deux fois sur 150 anneaux), on voit le pore génital s'ouvrir sur le bord latéral droit. Anneau ovigère long de $0^{mm}24$, large de $2^{mm}8$. Orifices mâle et femelle placés l'un au-dessus de l'autre, à peu près au milieu du bord latéral. Les trois testicules, larges de 180 μ, sont très apparents et ont valu à l'espèce le nom de *Tænia tripunctata*. Le canal déférent s'incurve en S avant d'arriver à la poche du cirre. Le réservoir spermatique, de grandes dimensions, s'infléchit également en S; le vagin est transversal et à peu près rectiligne. Développement inconnu.

Habite l'intestin grêle d'*Erinaceus europæus.*

10° Hymenolepis bacillaris Gœze, 1782 (*Tænia bacillaris* Diesing, 1851, *pro parte*). — Corps long de 150 millimètres environ. Diesing croyait ce Ver inerme; en réalité, son rostre est armé d'une couronne simple de 36 crochets, longs de 20 μ, comme Creplin l'a montré en 1851 et comme von Linstow l'a vérifié en 1882. Pas de corpuscules calcaires. La largeur des anneaux est 4,7 fois supérieure à leur longueur au commencement du corps; 10 fois plus grande au milieu; 4,5 fois plus grande à l'extrémité postérieure. Largeur au commencement du corps, $0^{mm}12$; au milieu, $1^{mm}66$; à l'extrémité, $2^{mm}4$. Cirre très petit, cylindrique, large de 3 μ 3 et débouchant sur la face ventrale, à $0^{mm}3$ du bord latéral. Œuf à triple enveloppe : l'externe, mesurant 75 μ sur 59 μ, et l'interne, mesurant 59 μ sur 33 μ, sont régulièrement elliptiques; la moyenne est irrégulière et membraneuse. Développement inconnu.

Habite l'intestin grêle de *Talpa europæa.*

11° Hymenolepis acuta Rudolphi, 1819 (*Tænia obtusata* P. J. van Beneden, 1872; nec Rudolphi, 1819). — Corps long de 64 millimètres, large de 2 millimètres au plus. Tête non séparée du corps, surmontée d'un rostre volumineux. Celui-ci est entouré de 38 à 42 crochets longs de 40 μ, ayant la forme caractéristique, et que van Beneden (2) décrit comme disposés en une double couronne et de forme différente d'une série à l'autre. Quelques individus présentent en outre des crochets beaucoup plus petits, irréguliers, rabougris. Anneaux très courts; les plus âgés sont sept fois plus larges que longs; le bord postérieur fait une forte saillie. Pores sexuels unilatéraux, bien qu'indiqués comme alternes par Diesing, percés non sur le bord latéral, mais à quelque distance de celui-ci sur la face ventrale, à $0^{mm}01$ sur un anneau large de $1^{mm}5$. Le cirre est court, conique et ordinairement rétracté. Les crochets externes de l'oncosphère mesurent 19 μ 7, les moyens 17 μ, les internes 21 μ 4. Développement inconnu.

Habite l'intestin grêle de *Vesperugo noctula* et *Vesperugo serotina.*

Ce Téniadé a la plus grande ressemblance avec le précédent et avec tous les autres *Hymenolepis.* Nous n'hésitons pas à le placer dans ce genre, bien qu'on lui ait attribué une double couronne de crochets.

12° Hymenolepis decipiens Diesing, 1850. — Corps long de 50 millimètres. Tête large de 260 μ, se continuant avec le cou sans ligne de démarcation. Ventouses larges de 82 μ. Crochets au nombre de 40, longs de 23 μ, présentant la forme caractéristique. Pores sexuels unilatéraux, percés à peu près au milieu du bord latéral. Anneaux à angle postérieur saillant; les derniers sont longs de $0^{mm}16$ et larges de $0^{mm}78$. Œuf elliptique, à double (?) enveloppe : l'externe mesure 56 μ sur 46, l'interne 33 μ sur 26.

Habite l'intestin grêle des grands Chiroptères du Brésil (*Chilonycteris rubiginosa, Molossus perotis*).

Deuxième groupe. — Hymenolepis inermes.

13° HYMENOLEPIS RELICTA Zschokke, 1888.— Corps long de 25 à 40 millimètres, large de 3 millimètres au maximum, comprenant au moins 300 à 400 anneaux, graduellement aminci en avant, épaissi en arrière et souvent terminé par 6 à 8 articles vides d'œufs et formant un étroit appendice. Tête peu distincte, petite, comprimée, pointue et creusée à son sommet d'une dépression renfermant un rostre très petit, rudimentaire, inerme, à peine protractile. Ventouses profondes, à musculature puissante, reportées en avant. Anneaux excessivement courts : à l'œil nu, la segmentation n'est pas apparente et le corps paraît lisse. Les anneaux parvenus à maturité sexuelle sont longs de $0^{mm}03$ à $0^{mm}04$ et sont 40 à 50 fois plus larges que longs ; les derniers anneaux remplis d'œufs n'ont pas plus de $0^{mm}1$ de longueur. Œuf presque sphérique (fig. 21), entouré de trois enveloppes, dont la moyenne est souvent plissée. Développement inconnu.

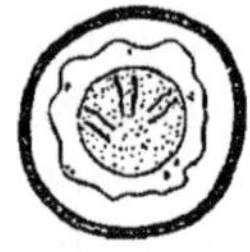

FIG. 21. — Œuf d'*Hymenolepis relicta*, d'après Zschokke.

Habite l'intestin grêle de *Mus decumanus*.

14° HYMENOLEPIS DIMINUTA Rudolphi, 1819. — Corps long de 20 à 60 millimètres, large de $3^{mm}5$ au maximum, formé de 800 à 1 000 anneaux à angle postérieur peu saillant, à bords latéraux un peu bombés. Tête très petite, légèrement claviforme, tronquée en avant et creusée d'une dépression renfermant un petit rostre rudimentaire, piriforme, inerme, à peine protractile. Ventouses profondes, puissamment musclées, ovales, mesurant 95 à 100 μ sur 82 à 90 μ, très rapprochées les unes des autres et du sommet de la tête. Cou long de 0mm5 environ, large de 180 μ. Ligne de démarcation entre les premiers anneaux à peine appréciable. Anneaux au nombre de 1 000 au moins. Trois testicules, dont deux dans la moitié droite et un dans la moitié gauche; mais parfois l'inverse peut se produire dans quelques anneaux, ou bien l'on voit un ou deux testicules supplémentaires. On peut voir aussi çà et là des anneaux demeurés stériles. Œuf arrondi ou ovalaire, mesurant de 70 à 86 μ. Son enveloppe externe est un peu épaissie et striée dans le sens de son épaisseur. La membrane moyenne est dédoublée en deux couches intimement unies, mais différentes d'aspect. La membrane interne présente ordinairement deux mamelons polaires. Oncosphère ovale, mesurant 36 μ sur 28, à crochets longs de 11 μ.

L'embryon éclôt dans l'intestin, puis émigre dans la cavité générale de divers Insectes, pour s'y transformer en *Cercocystis*. Ses hôtes sont soit un Lépidoptère (Chenille et Papillon d'*Asopia farinalis*), soit un Orthoptère (*Anisolabis annulipes*), soit des Coléoptères (*Axis spinosa, Scaurus striatus*).

A l'état adulte, le Ver habite la portion moyenne de l'intestin grêle de divers Rongeurs (*Mus decumanus, M. rattus, M. musculus, M. alexandrinus*). Il s'observe aussi chez l'Homme, chez lequel on l'a vu quatre fois.

Les Téniadés du genre *Hymenolepis* sont donc répartis entre les trois ordres de Mammifères qui se nourrissent normalement d'Insectes ou de Myriapodes, savoir :

Chiroptères. — *Hymenolepis acuta, decipiens.*

Insectivores. — *Hymenolepis furcata, uncinata, scalaris, pistillum, tiara, erinacei, bacillaris.*

Rongeurs. — *Hymenolepis murina, microstoma, relicta, diminuta.*

L'*Hymenolepis nana* fait exception à cette règle, puisqu'il vit chez l'Homme; l'*Hymenolepis diminuta*, parasite habituel du Rat, peut aussi s'observer dans l'espèce humaine.

Il ne sera pas inutile de discuter plus complètement les rapports de ces divers Cestodes avec les autres Téniadés qui s'observent dans ces mêmes ordres de Mammifères.

Chiroptères. — Le *Tænia obtusata* Rudolphi (nec P.-J. van Beneden, 1873) est à peine connu; il n'a ni rostre, ni crochets; ses pores sexuels sont alternes.

Insectivores. — Le *Tænia scutigera* Dujardin, de *Sorex tetragonurus*, a une trompe rétractile, armée de 10 crochets longs de 33 à 40 μ et présentant la forme caractéristique des *Hymenolepis;* son œuf a une triple enveloppe. Mais, à côté de ces caractères concordants, il présente des pores sexuels irrégulièrement alternes et des anneaux qui, à maturité, sont cinq à six fois plus longs que larges. Ce n'est donc pas un *Hymenolepis* vrai, mais une forme très voisine.

Le *Tænia neglecta* Diesing, de *Crocidura aranea*,

est trop mal connu pour pouvoir être classé. Il semble être inerme; ses anneaux sont allongés.

Le *Tænia crassiscolex* von Linstow, de la Musaraigne (*Sorex vulgaris*), bien que décrit d'après un individu dont les organes génitaux n'étaient pas encore formés, se distingue nettement des *Hymenolepis*. Ses 17 crochets, longs de 52 μ, n'ont point la forme caractéristique de ces Cestodes.

Le *Tænia sphærocephala* Rudolphi, de *Chrysochloris aurea*, est vraisemblablement un *Hymenolepis*. La tête et le rostre sont globuleux; les anneaux sont très courts, à angles postérieurs saillants; le pénis est court et aigu. Les crochets ne sont pas mentionnés.

Le *Tænia filamentosa* Batsch, de la Taupe, est réuni par Diesing à l'*Hymenolepis bacillaris*. C'est probablement à tort, car Batsch décrit et figure son espèce comme ayant les pores sexuels irrégulièrement alternes et les anneaux carrés, un peu plus larges que longs.

Quant au *Tænia Barroisi*, également de la Taupe, Moniez s'est borné à signaler qu'il était plus grand et plus épais que l'*Hymenolepis bacillaris* et que ses anneaux étaient plus courts et très serrés. C'est probablement un *Hymenolepis*.

Rongeurs. — Le *Tænia dendritica* Göze, de l'Écureuil, a des pores sexuels alternes et des anneaux six à huit fois plus longs que larges.

Le *Tænia straminea* Göze, du Hamster, est long de 20 centimètres, large de 2mm25. Sa trompe est piriforme et armée d'un rang de très petits crochets; ses anneaux sont très courts, à angles postérieurs saillants. Sûrement, c'est là un *Hymenolepis*. Dujardin incline à l'identifier avec l'*Hymenolepis murina;* cette interprétation est inexacte, à cause de la grande différence de taille. S'il ne s'agit pas d'une espèce particulière, on ne peut la rapprocher que de l'*Hymenolepis microstoma.*

Le *Tænia brachydera* Diesing, 1854, du Surmulot, est un *Hymenolepis*, et probablement l'*Hymenolepis microstoma :* sa longueur (7 à 11 centimètres), la forme subglobuleuse de sa tête et la petitesse de son rostre l'en rapprochent du moins d'une façon notable.

Le *Tænia myoxi* Rudolphi (*Tænia sulcata* von Linstow, 1879), du Loir (*Myoxus glis*), est un *Hymenolepis* inerme. L'absence de tout renseignement sur la structure de ses organes génitaux et de son œuf ne permet pas d'élucider la question de ses rapports avec l'*Hymenolepis relicta* et l'*Hymenolepis diminuta.*

Un groupe distinct est constitué par les *Tænia arvicolæ* R. Bl.[1], *omphalodes* Hermann, *pusilla* Göze et *umbonata* Molin. Tous sont inermes : leur tête est volumineuse, leurs testicules nombreux, leur cirre couvert de fins spicules à son extrémité ; leur œuf est sphérique, à coque externe épaisse et radiée. Les anneaux mûrs sont moins longs que larges, et les pores sexuels sont unilatéraux chez le premier ; les anneaux mûrs sont plus longs que larges, et les pores sexuels sont irrégulièrement alternes chez les trois autres. La dernière espèce

1. Nous proposons de désigner ainsi le *Tænia inermis* von Linstow, 1878, ce nom ne pouvant être conservé puisqu'il a été appliqué en 1860 par Moquin-Tandon à *Tænia saginata.*

est parasite de la Souris, les trois premières vivent chez les Campagnols.

Suivant von Linstow, la larve de *Tænia arvicolæ* se trouverait chez le Ver de farine, sous forme d'un *Cercocystis*.

A ce même groupe appartient encore le *Tænia laticephala* Leidy, 1855, de l'*Erethizon dorsatum :* c'est un Ver long de 23 centimètres, large de 1mm6 au maximum.

Il est probable que *Tænia umbonata* Molin et *Tænia imbricata* Diesing, tous deux parasites de la Souris et tous deux à pores sexuels irrégulièrement alternes et à derniers anneaux plus longs que larges, sont synonymes de *Tænia pusilla* Göze. La même supposition est émise par Rudolphi au sujet du *Tænia lemmi* Rud., helminthe signalé par O.-F. Müller chez le Lemming (*Myodes lemmus*).

On ne sait rien de *Tænia musculi* Rud., *Tænia ratti* Rud., *Tænia muris sylvatici* Rud. et *Tænia muris capensis* Rud. De nouvelles études montreront, au moins pour deux ou trois de ces espèces, qu'elles sont identiques à quelques-unes des précédentes. En revanche, le *Tænia octocoronata* von Linstow, 1879, du Coypou (*Myopotamus coypus*), se distingue nettement de celles-ci par le petit nombre et la grande taille de ses crochets, bien que la disposition de ses pores sexuels, la forme de ses anneaux et l'inflexion en S de son canal déférent l'en rapprochent dans une certaine mesure.

Les autres Cestodes des Rongeurs sont très différents de tous ceux qui précèdent et ne méritent pas d'entrer en comparaison avec eux. *Tænia transver-*

saria Krabbe, *Tænia wimerosa* Moniez, *Tænia rhopalocephala* Riehm et *Tænia rhopalocephala* Riehm appartiennent au genre *Anoplocephala* Émile Blanchard. *Tænia marmotæ* Frölich, *Dipylidium pectinatum* Riehm, *Dipylidium Leuckarti* Riehm et *Dipylidium latissimum* Riehm appartiennent au genre *Moniezia* R. Bl., 1891. Enfin, *Tænia lineata* Göze (*Tænia canis lagopodis* Viborg), dont on a signalé la présence chez la Souris, appartient au genre *Mesocestoïdes* Vaillant, 1863.

Weinland était d'avis de réunir dans le genre *Hymenolepis* non seulement des Téniadés des Mammifères, mais encore un certain nombre de Téniadés des Oiseaux; il cite notamment les *Tænia serpentulus* Schrank (nec Dujardin), *angulata* Rud. (*serpentulus* Duj.), *nasuta* Rud., *undulata* Rud., *crateriformis* Göze, *sinuosa* Rud., *purpurata* Duj., *porosa* Rud. et *lanceolata* Bloch. Sauf pour les trois premières espèces, cette assimilation ne saurait se défendre; et encore est-il impossible de présenter en faveur de ces trois Cestodes des arguments irrécusables, tant qu'on ignorera la structure de leur appareil génital.

Eu égard à la forme des crochets, on pourrait être tenté d'assimiler aux *Hymenolepis* divers autres Cestodes des Oiseaux, tels que *Tænia farciminalis* Batsch (*Tænia undulata* Duj.), de l'Étourneau, du Geai et du Merle; *Tænia Bilharzi* Krabbe, de *Sylvia galactodes; Tænia microcephala* Rud., d'*Ibis falcinellus; Tænia campylacantha* Krabbe, d'*Uria grylle; Tænia microphallos* Krabbe, de *Vanellus cristatus*. Bien qu'il n'ait que 10 crochets, le premier de ces Vers a effectivement de grandes ressemblances avec les *Hymenolepis;* mais on ignore encore la disposition de son appareil reproducteur. Le second et le troisième ont également 10 crochets, mais on ne sait rien de leur appareil génital. Les deux suivants ont les pores sexuels disposés en alternance et possèdent deux couronnes de crochets.

En somme, *Tænia serpentulus, Tænia angulata, Tænia nasuta* et *Tænia farciminalis* sont les quatre seules espèces de Téniadés des Oiseaux que l'on pourrait avec quelque vraisemblance incorporer aux *Hymenolepis.* Un argument puissant à l'appui de cette opinion réside en ce que les Vers susdits s'observent tous chez des Passereaux insectivores (Corbeau, Merle, Pie, Geai, Loriot, Étourneau, Pinson, Linotte).

PARTIE MÉDICALE

Résumé des cas connus d'*Hymenolepis nana* et distribution géographique de ce parasite.

Jusqu'à ce jour, on n'a vu l'*Hymenolepis nana* que dans l'espèce humaine, mais dans des pays très différents. Nous nous proposons de résumer ici toutes les observations connues, afin de faire l'histoire complète de ce parasite.

L'*Hymenolepis nana* en Égypte.

1° Le Ver a été découvert au Caire par Bilharz, en 1851, chez un jeune garçon mort de méningite; il s'y trouvait en quantité innombrable, mais seulement dans une étendue restreinte de l'iléon.

2° En 1885 seulement, le parasite a été retrouvé en Égypte · Walter Innès, conservateur du Musée de l'École de médecine du Caire, en trouva un exemplaire dans l'intestin d'une jeune Nubienne (25).

L'*Hymenolepis nana* en Europe.

3° Ransom (36), médecin de l'hôpital général de

Nottingham, l'y rencontra pour la première fois, mais d'une manière incomplète et sans connaître le Cestode dont il observait les œufs. Dès le mois de juin 1854, il trouvait ceux-ci en nombre immense dans les selles d'une fillette de neuf ans, qui allait en s'affaiblissant, dont l'appétit était capricieux, mais qui n'avait ni vomissements ni nausées. Il décrit assez exactement ces œufs, auxquels il assigne une longueur de $\frac{1}{606}$ à $\frac{1}{492}$ de pouce (41 à 51 μ) et une largeur de $\frac{1}{685}$ à $\frac{1}{543}$ de pouce (37 à 46 μ). Jusqu'en septembre 1855, c'est-à-dire pendant quinze mois, il constate la présence des œufs dans les selles ; à cinq ou six reprises, il administre des anthelminthiques à la petite malade, mais ne parvient pas à faire évacuer le parasite, même à l'état de fragments[1]. Il conclut de ses observations que les œufs évacués par la fillette proviennent d'un Ténia jusqu'alors inconnu, qui peut vivre longtemps dans l'intestin et dont les œufs sont pondus isolément, comme ceux du Bothriocéphale.

L'identité de ce mystérieux helminthe n'a été établie que beaucoup plus tard (37). La structure et la dimension des œufs montre bien qu'il s'agit d'*Hymenolepis nana*.

4° Le travail de Sonsino relatant l'observation de Walter Innès n'était pas encore publié et la vraie nature des œufs observés par Ransom était encore incertaine, quand nous fîmes connaître un nouveau

1. Le Ver n'a pas été aperçu dans les selles, sans doute à cause de sa taille exiguë.

cas (4), constaté à Belgrade, en 1885, chez une fillette de sept ans. C'était alors le troisième cas authentique et le premier cas européen.

A la suite de troubles digestifs imputables à la présence d'un Cestode, le Dr Holez administra à la fillette l'extrait éthéré de Fougère mâle : elle expulsa un *Tænia solium*, quelques Oxyures et 50 *Hymenolepis nana*. Le pharmacien militaire Hélitch conseilla alors l'administration de nouvelles doses de l'anthelminthique : à quatre reprises successives, la malade expulsa environ 50 exemplaires nouveaux du parasite. En cinq fois, elle rejeta donc un total de 250 Vers : trois d'entre eux nous furent remis par M. le professeur Dokitch, en septembre 1885 : il était impossible de les distinguer de l'*Hymenolepis nana*.

Cette même observation fut également rapportée par Leuckart, à la fin de l'année 1886. Le savant helminthologiste de Leipzig cherche à l'expliquer par l'habitude qu'auraient les enfants, aux environs de Belgrade, de manger un petit Mollusque blanc; toutefois, il croit aussi que le parasite peut provenir d'un Insecte.

5° En 1879, Grassi (12) eut l'occasion d'examiner, à l'Ospedale maggiore de Milan, les selles d'une fillette atteinte de graves troubles nerveux, avec attaques épileptiformes. Il y observa des œufs de Ténia, bien différents de ceux de *Tænia saginata* et appartenant à une espèce de Cestode non déterminée. Les uns étaient arrondis et larges de 33 μ; les autres étaient elliptiques et mesuraient 33 à

36 μ de long sur 28 à 31 μ de large. Le Kousso et le Kamala ne provoquèrent l'expulsion d'aucun Ténia.

Une figure de ces œufs, faite d'après les préparations de Grassi, a été donnée par Bizzozero dans son *Manuel de microscopie clinique* (**3**).

6° En 1886, quinze jours après la publication de ma note, Grassi (**13**, **14**) faisait connaître qu'il avait pu retrouver ces mêmes œufs dans les déjections de deux jeunes Siciliens. Ceux-ci souffraient de graves troubles nerveux (indolence, attaques épileptiformes sans perte de connaissance, affaiblissement des facultés mentales, mélancolie, boulimie), analogues à ceux qu'avait présentés la fillette de Milan et rebelles à tout traitement. L'extrait éthéré de Fougère mâle fut administré à la dose de 6 grammes dans un demi-verre d'eau gommée : chacun des deux malades expulsa plusieurs milliers d'*Hymenolepis nana*, après quoi tout symptôme morbide disparut.

La plupart de ces Vers étaient longs de 8 à 15 millimètres; le rostre était saillant ou rétracté; les crochets étaient au nombre de 27 environ.

7° Le parasite semble être assez fréquent en Lombardie, comme il ressort des observations suivantes :

Comini (**10**), de Varese, rapporte l'histoire d'un jeune garçon habitant Gavirate. En juin 1884, ce malade, alors âgé de sept ans, fut pris de violents accès épileptiformes (convulsions, trismus, écume à la bouche, puis coma durant quelques heures). Le 25 août de la même année, nouvel accès. Puis les accès reviennent les jours suivants, avec assez de fréquence pour qu'on puisse en compter jusqu'à six en vingt-quatre heures. Cet état persiste jusqu'au 14 septembre.

En juillet 1886, de nouvelles crises se manifestent. Comini est appelé auprès du petit malade : il songe à une helminthiase, examine les déjections au microscope et y observe un grand nombre d'œufs de Ténia, longs de 40 à 48 μ, larges de 36 à 40 μ et à coque dépourvue de canalicules poreux.

Jusqu'en octobre 1886, le malade souffre de graves troubles cérébraux. Comini est rappelé auprès de lui, constate que les œufs sont toujours en abondance dans les selles et prescrit l'extrait éthéré de Fougère mâle. Aucun Ver ne fut expulsé[1], mais à la suite de ce traitement on ne trouva plus d'œufs dans les déjections, et les accès ne se renouvelèrent point.

Comini cite encore un autre cas observé par lui à l'hôpital de Varese. Une fillette de trois ans souffrait depuis deux années d'une dyspnée continue, sans fièvre ni toux, mais souvent associée à des douleurs dans le ventre et à des désordres gastro-entériques et s'exacerbant par périodes. Les selles renfermaient des œufs en grand nombre.

Dans aucun de ces deux cas, le parasite ne fut reconnu. Il nous semble pourtant certain qu'ils

1. Les parasites passèrent sans doute inaperçus, en raison de leur petite taille.

doivent être attribués à l'*Hymenolepis nana :* Comini n'a point de doute à cet égard, et la description qu'il donne des œufs justifie pleinement son opinion.

8° Une observation particulièrement intéressante est celle que Visconti et Segré (48) ont pu faire à l'Ospedale maggiore de Milan.

Le 9 octobre 1886, entrait à l'hôpital un paysan de Cusago âgé de dix-sept ans, et se présentant avec une forte dyspnée accompagnée de cyanose. Pendant la nuit, les extrémités devinrent froides, le pouls filiforme. Le lendemain matin, le malade perdit connaissance et mourut.

On recueillit sur son compte divers renseignements, desquels il résultait que, depuis trois années, il avait une diarrhée habituelle et évacuait des selles jaunâtres plusieurs fois par jour. Il se plaignait constamment de douleurs intestinales, qui revêtaient tantôt la forme d'épreintes et tantôt celle de coliques; néanmoins, l'appétit était excellent et le goût non perverti. Trois jours avant son entrée à l'hôpital, il avait été pris d'un violent accès de dyspnée et de divers accès de convulsions cloniques, presque épileptiformes, qui durèrent un certain temps : à la suite de ces convulsions, il eut des évacuations alvines répétées et tomba dans une complète prostration.

A l'autopsie, on trouve 4 *Uncinaria duodenalis* dans le duodénum, 6 *Ascaris lumbricoïdes* dans l'iléon et environ 400 *Hymenolepis nana* dans l'iléon. Ces derniers Vers sont longs de 8 à 15 millimètres, larges de 0mm5 au maximum, et armés de 24 à 27 crochets; ils sont formés de 140 à 170 anneaux, dont les 50 à 60 derniers sont remplis d'œufs. Cette description et les figures qui l'accompagnent ne laissent aucun doute sur l'identité des parasites.

La muqueuse de l'intestin grêle est tuméfiée, hyperémiée et couverte d'un dépôt abondant et dense de mucosités grisâtres. Au milieu de celles-ci se trouvent les Vers, sous l'aspect de filaments aplatis, blanchâtres, enfoncés dans la muqueuse, mais n'y adhérant plus : ils sont épars çà et là, isolés ou groupés, et se montrent tout le long de l'iléon, jusqu'à 20 centimètres environ de la valvule iléo-cæcale[1]. La plupart des follicules clos sont tuméfiés. Les œufs se retrouvent en grand nombre dans les matières contenues dans le gros intestin.

9° A la séance du 7 décembre 1886, le professeur Bell (1) présenta à la Société zoologique de Londres un exemplaire d'*Hymenolepis nana* provenant de l'Homme et « obtenu récemment du Musée du King's College ».

La mention de ce fait est des plus laconiques : rien n'indique s'il se rapporte à un nouveau cas, ou si, comme nous le pensons, Bell n'a pas plutôt présenté comme un objet rare un spécimen appartenant déjà au Musée susdit.

10° Pour nous conformer à l'ordre chronologique,

1. Un fragment de cet intestin est conservé au Musée anatomo-pathologique de l'Ospedale maggiore de Milan (Sezione IIa · apparato digerente, preparazione n° 66a').

revenons maintenant à de nouvelles observations faites en Lombardie et en Sicile.

Grassi (15) énumère bientôt six nouveaux cas : trois cas observés par lui en Lombardie et trois cas observés par Calandruccio à Catane. Cinq fois, les parasites étaient peu nombreux et les troubles nerveux de nature fugace ; la sixième fois (un des cas de Lombardie), les troubles nerveux étaient, au contraire, très marqués. Enfin, dans l'un des cas de Catane, l'autopsie put être faite : les parasites étaient très profondément enfoncés dans la muqueuse et avaient provoqué chez celle-ci des altérations très importantes, dont Grassi ne donne pourtant aucune description.

11° Au commencement de l'année 1887, Grassi (16) annonçait déjà, d'après les constatations de Calandruccio, que l'*Hymenolepis nana* est assez commun en Sicile : il estimait à 8 pour 100 la proportion des individus de basse condition chez lesquels on le rencontre ; quelques-uns d'entre eux en hébergent des milliers.

Calandruccio (9) poursuivit quelque temps la recherche de ce parasite. Sur 20 élèves de l'école rurale d'Aci-Bonaccorsi, âgés de huit à dix ans, il trouva trois fois les œufs du Cestode, en même temps que des œufs d'Ascaride, d'Oxyure et de Trichocéphale. Sur 50 garçons de l'Ospizio di beneficenza de Catane, il nota quatre cas d'*Hymenolepis nana*. Au total, 70 garçons présentèrent sept fois le parasite : celui-ci infeste donc 10 pour 100 des garçons de la province de Catane.

En y comprenant les trois cas déjà cités au paragraphe précédent, Calandruccio a pu réunir 23 observations pour Catane et les environs. Ces observations se décomposaient ainsi : 21 cas chez les enfants et 2 cas chez les adultes, ou 20 cas dans le sexe masculin et 3 cas dans le sexe féminin.

Ces observations sont intéressantes, en ce qu'elles démontrent la grande fréquence du parasite en Sicile. Quant à sa répartition suivant l'âge ou le sexe, elles n'ont qu'une valeur très relative, puisque le Ver a été cherché presque exclusivement chez de jeunes garçons.

Ajoutons que l'un de ceux-ci souffrait de graves désordres intestinaux, qui cessèrent deux jours après l'expulsion d'un grand nombre de Ténias nains.

12° Perroncito et Airoldi (**35**) ont examiné un jeune garçon de six ans qui, deux ans auparavant, avait été atteint d'une fièvre typhoïde. A la convalescence, on l'envoya à la campagne, où on le mit au régime de la viande de Bœuf crue : il évacua bientôt après des anneaux de *Tænia saginata*. Vers la même époque, l'enfant souffrit de céphalalgie, de douleurs abdominales, d'inappétence et de vomissements répétés, ensemble de symptômes dénotant une helminthiase.

En novembre 1887, Perroncito vit le malade pour la première fois : ses selles renfermaient des œufs de *Tænia saginata* et de *Tænia nana*, ces derniers en grande quantité. On administre 4 grammes d'extrait éthéré de Fougère mâle, dont la plus grande partie est rejetée par le vomissement ; néanmoins quelques fragments de *Tænia saginata* et environ un millier de *Tænia nana* sont évacués.

Le 24 mai 1888, le malade est ramené à Perroncito : il n'a cessé d'être maladif, avec de fréquentes douleurs de tête et de ventre, de l'inappétence et des vomissements. L'examen des selles donne le même résultat que précédemment. Le 24, on le purge : il rend quelques anneaux de *Tænia saginata*. Le 25, on le tient à la diète, et, le soir, on lui administre un nouveau purgatif. Le 26 au matin, on lui donne 6 grammes d'extrait éthéré de Fougère mâle ; une heure et quart après, 15 grammes d'huile de Ricin. Vers le milieu du jour, il commence à évacuer ses helminthes : il rend un *Tænia saginata* long de 4m50 et plus de 1000 *Tænia nana*, longs de 8 à 25 millimètres, mais mesurant pour la plupart 12 à 15 millimètres.

Les matières fécales renfermant les œufs sont données, plus ou moins desséchées, à une famille de Souris albinos, ainsi qu'à des Surmulots de tout âge. Aucun Ténia ne se développe dans l'intestin de ces Rongeurs.

13° De 1886 à 1889, Senna (**38**) eut l'occasion d'observer six cas, à la clinique du professeur Orsi (**33**), à Pavie. Ces observations méritent d'être résumées ici, à cause du grand intérêt qu'elles présentent.

1er CAS. — *Convulsions épileptiformes, avec helminthiase intestinale.* — Une jeune fille de douze ans est prise, sans raison apparente, de convulsions cloniques avec écume à la bouche et perte complète de connaissance. Ces accès, d'abord espacés et fugaces, deviennent plus rapprochés et plus violents. La malade souffre en outre de dyspepsie, de douleurs abdominales et de constriction à la gorge. Trois ans après le début de la maladie, elle entre à la clinique, le 28 novembre 1886.

Elle est mélancolique, taciturne et recherche la solitude; son intelligence est entière. Les matières fécales renferment des œufs d'Ascaride, de Trichocéphale, d'Uncinaire et de Ténia nain. La santonine amène l'expulsion de nombreux Ascarides, mais d'aucun Ténia; l'extrait éthéré de Fougère mâle n'agit pas mieux. En réalité, les Ténias nains ont dû être évacués, mais n'ont pas été vus, leur recherche n'ayant sans doute pas été assez attentive. L'état de la malade s'améliore : elle quitte l'hôpital le 22 décembre.

Elle revient le 14 avril 1888. Depuis longtemps, les convulsions sont réapparues : elles se manifestent presque chaque nuit, rarement le jour, et s'accompagnent parfois d'une émission d'urine involontaire. La malade est atteinte plus d'une fois de véritables accès de somnambulisme ; elle est un peu hébétée et plus taciturne qu'avant. Ses matières fécales renferment des œufs d'Ascaride et de Ténia nain; la Fougère mâle ne semble encore provoquer l'expulsion d'aucun Ténia. La malade sort le 19 mai. Elle va bien pendant quelques mois, puis les convulsions reviennent et se répètent presque toutes les nuits.

Elle rentre alors à l'hôpital, le 17 avril 1889. Elle est encore plus mélancolique et concentrée : elle se plaint de douleurs dans le ventre, de brûlure à l'épigastre, de constriction de la gorge. Ses selles renferment des œufs d'Ascaride, de Trichocéphale et de Ténia nain. Elle est prise chaque jour d'une attaque : elle tombe brusquement, présente des spasmes cloniques diffus, de l'écume à la bouche, et perd connaissance. Elle a chaque nuit des accès convulsifs très fugaces, dont elle ne garde pas le souvenir. On lui administre 5 grammes d'extrait éthéré de Fougère mâle : aucun Ténia ne semble être évacué. Une légère amélioration s'ensuit; mais les accès nocturnes reviennent au bout de peu de temps. La malade part néanmoins le 28 avril.

2e CAS. — *Convulsions épileptiformes avec helminthiase intestinale* (*Hymenolepis nana*). — Ce cas est très analogue au précédent : les parasites n'ont pas été vus, bien que leurs œufs aient été reconnus. Il s'agit d'une jeune fille de 16 ans, présentant des accès épileptiformes très graves qui se renouvelaient chaque jour, parfois même plusieurs fois par jour. Les selles renfermaient des œufs d'Ascaride, de Trichocéphale et de Ténia nain. Le début de l'accès est ordinairement brusque ; il est précédé parfois d'un spasme plus fort au pharynx. On donne 5 grammes d'extrait de Fougère : les œufs disparaissent des déjections et les accès deviennent beaucoup plus rares. Par la suite, les œufs réapparaissent : on recommence alors le traitement; les accès cessent pendant 15 jours, puis reviennent moins intenses. La malade quitte l'hôpital sans être guérie.

3e cas. — *Hémiparésie gauche et autres troubles nerveux diffus (par Hymenolepis nana ?)* — Fillette de onze ans. En février 1889, on s'aperçoit que, en se tenant debout ou en marchant, elle vacille sur ses pieds comme si elle allait tomber; en parlant, elle a l'angle de la bouche tiré à droite. Elle souffre en outre de légers maux de tête et, par intervalles, de vertiges. L'appétit est bon, la digestion se fait bien, la fièvre est absente. Peu à peu la marche devient plus difficile ; le bras et la jambe gauche sont affaiblis ; il y a parfois de la diplopie.

La malade entre à l'hôpital le 18 février 1889. Elle marche avec incertitude et en vacillant, en traînant la jambe gauche, le regard fixe, la tête d'ordinaire inclinée légèrement sur l'épaule gauche, le menton tourné à droite. Le sommeil est calme. On donne 3 grammes d'extrait de Fougère, ce qui amène l'évacuation d'une quantité extraordinaire de Ténias nains. Par la suite, l'état de la malade ne s'améliore pas, bien que ses matières ne renferment plus aucun œuf de Ténia. Elle sort le 8 mars.

Son état continue à empirer ; pourtant, on ne trouve plus d'œufs dans les selles. On la ramène à l'hôpital vers les premiers jours d'avril. Son intelligence est encore conservée, mais elle éprouve une grande difficulté à parler. L'hémiparésie gauche est plus accentuée, la jambe droite elle-même est affaiblie. La conjonctive et la cornée du côté gauche sont insensibles. Pas de fièvre.

Quant au reste, les symptômes ne sont pas modifiés. On donne l'extrait de Fougère sans résultat. Quelque temps après, pendant trois à quatre jours, céphalalgie assez violente, surtout à droite, et forte fièvre. La malade meurt dans les premiers jours de juin 1889. L'autopsie n'a pas été faite. Senna pense que la mort est due, comme dans les cas de Bilharz, à une méningite.

4e CAS. — *Paralysie complète du moteur oculaire externe droit et parésie faciale correspondante, avec Hymenolepis nana.* — Fillette de sept ans. En septembre 1888, elle accuse de la faiblesse de la jambe et du bras droits et commence à marcher irrégulièrement ; sa bouche est tirée à gauche ; elle est prise parfois de convulsions cloniques du bras droit, quand elle tient quelque objet entre les mains. Vers le milieu de février 1889 se déclarent de la diplopie et du strabisme convergent de l'œil droit. Bientôt après, la malade éprouve par intervalles des maux de tête peu intenses ; l'intelligence est conservée, mais la parole est devenue difficile. On administre une poudre anthelmintique : l'état général s'améliore, mais le strabisme persiste.

Elle entre à l'hôpital le 12 avril 1889. Les mouvements latéraux de l'œil droit sont impossibles; les mouvements verticaux se font bien. Diplopie. Pupilles régulières, réagissant bien à la lumière. Angle gauche de la bouche tiré en haut et en dehors. L'appétit est bon, la digestion normale. Pas de douleurs abdominales, pas de fièvre. De temps en temps, une toux sèche, comme spasmodique, suivie de longues et profondes inspirations. Les selles renferment des œufs de Ténia nain et d'Ascaride. On administre trois grammes d'extrait de Fougère et un purgatif. La malade évacue un nombre très considérable d'*Hymenolepis nana*. En quelques jours, la parole et la marche s'améliorent, mais le strabisme et la déviation de la bouche persistent. Les œufs ne se retrouvent plus dans les déjections.

5e CAS. — *Chorée infantile chronique par Hymenolepis nana.* — Garçon de 11 ans. En janvier 1889, il éprouve de la difficulté à parler et à remuer la langue. Quelques jours après, il est pris de mouvements convulsifs de la tête et de la face, puis des bras. Par la suite, des phénomènes analogues se manifestent au tronc et aux membres inférieurs. Cet état allant en s'accentuant, le petit malade entre à l'hôpital le 25 avril 1889.

Il est constamment agité de contractions musculaires involontaires, cloniques, désordonnées, qui rendent la station et la marche incertaines et vacillantes : on dirait une véritable chorée infantile. Pas de maux de tête, pas de vertiges, pas de spasmes nocturnes. La parole est entrecoupée, par monosyllabes, parfois presque incompréhensible. Les pupilles réagissent bien à la lumière, mais sont toujours inégales. La vision est moins nette avec l'œil gauche. Diplopie. Strabisme convergent unilatéral. L'appétit est bon, la digestion normale. Douleur et sensation de pression dans les régions épigastrique et ombilicale. Les selles renferment des œufs d'Ascaride, de Trichocéphale et de Ténia nain.

On administre 4 grammes d'extrait de Fougère, ce qui détermine l'évacuation d'une cinquantaine de Ténias. Le lendemain, le malade est très abattu et éprouve de vives douleurs dans l'abdomen. Il est beaucoup plus calme le jour suivant; la guérison s'accentue et devient complète en quelques jours. Les déjections ne renferment plus d'œufs d'*Hymenolepis nana*.

6e cas. — Fillette de 11 ans. En janvier 1888, elle devient taciturne et comme hébétée; elle présente un affaiblissement et des spasmes cloniques irréguliers des membres droits; au bout de quelque temps, la parole devient difficile. Diplopie, angle droit de la bouche tiré en haut, céphalée, douleurs épigastriques et abdominales, absence de troubles fonctionnels. Cet état va en s'accentuant. En automne, les spasmes cloniques désordonnés gagnent le côté gauche, mais y sont moins intenses. On donne une poudre anthelminthique, sans aucun résultat. Au commencement de décembre, on administre un ténifuge de composition inconnue. Une notable amélioration s'ensuit : environ un mois après, la guérison est complète et se maintient trois mois. Mais les symptômes susdits réapparaissent dans le courant du mois de mars 1889. On amène alors l'enfant à l'hôpital, où elle entre le 3 mai.

Elle est réservée et taciturne, éprouve une certaine difficulté à remuer les membres du côté gauche, de la céphalée, de la paresthésie et des douleurs abdominales avec sensation de Serpents qui rampent, de morsures profondes. Constriction de la gorge, quelquefois diplopie. A de longs intervalles, elle est prise de mouvements cloniques, limités à l'avant-bras et à la main gauches. Les déjections renferment quelques œufs d'*Hymenolepis nana*. On administre l'extrait de Fougère : on ne trouve pas de Vers dans les selles, mais tous les symptômes disparaissent aussitôt.

14° La présence de l'*Hymenolepis nana* en Toscane a été démontrée par Sonsino (**40**, **41**), qui eut l'occasion d'en observer deux cas en octobre 1889 : le Ver lui-même n'a pas été vu, mais ses œufs ont été reconnus dans les déjections de deux malades des environs de Pise.

Le premier cas est relatif à une fillette de neuf ans, dont les selles furent envoyées à Sonsino : elle manifestait certains symptômes qui avaient fait croire à la présence de l'*Uncinaria duodenalis*. On n'y trouva point les œufs de cet helminthe, mais bien ceux du Ténia nain. Elle mourut, quelque temps après, d'une maladie fébrile.

La second observation se rapporte à un homme adulte, qui fut envoyé à Sonsino parce qu'on le croyait également atteint d'uncinariose. L'extrait éthéré de Fougère mâle n'amena l'expulsion d'aucun *Hymenolepis*, bien que les œufs caractéristiques se trouvassent dans les déjections. Le thymol fut administré subséquemment : des Uncinaires furent évacuées, mais aucun Ténia nain. Le malade continua de souffrir de gastralgie et d'entéralgie ; en avril 1890, ses selles renfermaient encore des œufs d'*Hymenolepis*.

15° Au commencement d'avril, un nouveau cas fut observé par Sonsino. Il s'agissait, cette fois, d'une fillette de sept ans, dont les parents étaient briquetiers aux environs de Pise. A l'âge de deux ans, cette enfant avait commencé à souffrir d'une perversion du goût, qui la poussait à manger tout ce qui s'offrait à elle : boue, plâtras, charbon, fiente des animaux. Sa santé fut bientôt éprouvée par ce régime, son visage présentait une pâleur cireuse. Vers l'âge de six ans, elle alla habiter Livourne et perdit ainsi ses habitudes dépravées, l'occasion lui manquant de les satisfaire. Néanmoins, elle ne revint pas à la santé et continua d'être très sujette à la fatigue et à la dyspnée. L'appétit était conservé et était même exagéré, mais des indigestions se produisaient fréquemment. Comme elle avait rejeté à plusieurs reprises des Ascarides et très fréquemment des Oxyures, on pensa qu'elle avait aussi des Uncinaires et on l'amena à Sonsino.

Ce savant helminthologiste reconnut à la petite malade un aspect cachectique, plutôt dû à l'apparence cireuse de la peau qu'à une maigreur véritable. Les poumons, le cœur, le foie, la rate et les reins étaient sains; la palpation du ventre n'éveillait aucune douleur; et pourtant les digestions étaient difficiles, les éructations et les renvois acides se produisaient fréquemment. La malade se plaignait souvent de douleurs errantes et passagères, tantôt dans le corps, tantôt dans les membres.

L'examen microscopique des déjections ne fit voir ni œufs d'Uncinaire, ni œufs d'Oxyure; en revanche, on trouva quelques œufs d'Ascaride lombricoïde, de Trichocéphale et de Ténia nain. Une purgation à la santonine et à l'huile de Ricin provoqua cependant l'expulsion de quelques Oxyures; le lendemain, on administra du calomel et de l'extrait éthéré de Fougère mâle. Cinq évacuations eurent lieu dans la journée : les trois premières renfermaient des Oxyures et au moins une centaine d'*Hymenolepis;* les deux dernières ne contenaient que des Oxyures.

Malgré ce bon résultat, l'état de la malade ne s'améliora point. Les déjections ne présentaient plus d'œufs d'Oxyure et de Ténia nain, mais on y voyait encore des œufs d'Ascaride et de Trichocéphale. On résolut donc de lui faire prendre un nouvel anthelmintique : elle n'évacua ni Ténia nain, ni Trichocéphale, mais des Oxyures et un Ascaride. Il y avait donc lieu de croire qu'elle avait été complètement débarrassée de ses *Hymenolepis*.

L'*Hymenolepis nana* en Amérique.

16° Le premier cas d'*Hymenolepis* en Amérique a été observé aux États-Unis par Spooner (42). Des Vers de cette espèce furent évacués par un jeune Homme qui avait présenté des symptômes de faiblesse générale, des coliques, de la diarrhée, une violente céphalalgie frontale, des troubles de la vision, ainsi que de légères exacerbations fébriles se montrant à des intervalles réguliers pendant les deux dernières semaines. Au moment de l'observation, l'appétit était moins capricieux, la vision était plus parfaite, mais la céphalalgie n'avait guère diminué.

Ces Vers, dont le nombre n'est pas indiqué, furent présentés par Spooner, le 3 septembre 1872, au College of Physicians de Philadelphie. Ils étaient longs de 17 à 21 millimètres et formés de 150 à 170 anneaux. La tête était large, obtuse, quadrangulaire ; le cou, long et rétréci, s'élargissait vers le corps : celui-ci était trois fois plus large que la tête.

La description qui précède est assurément très insuffisante et trop incomplète pour qu'on puisse se prononcer avec une absolue certitude sur la véritable nature de l'helminthe vu par Spooner. Toutefois, les caractères énumérés concordent si exactement avec ceux de l'*Hymenolepis nana* que nous n'hésitons pas à considérer l'observation de Spooner comme le premier cas connu en Amérique. Nous avions déjà exprimé une semblable opinion dans notre *Traité de zoologie médicale*. Aujourd'hui, l'observation suivante, en donnant une preuve irrécusable de l'existence de l'*Hymenolepis nana* en Amérique, dissipe nos derniers doutes.

17° M. Otto Wernicke (50) a fait connaître récemmens au Cercle médical argentin, à Buenos-Aires, une observation de Ténia nain. Il s'agissait d'un marin argentin de vingt-huit ans, mort de tuberculose pulmonaire, et à l'autopsie duquel on trouva dans l'intestin 30 à 40 parasites de petite taille.

Deux de ceux-ci nous ont été remis de la part

de M. Wernicke, par l'aimable entremise de M. le Dr Capitan. A première vue, nous reconnûmes en eux des *Hymenolepis nana* bien authentiques ; l'exactitude de cette détermination nous fut bientôt démontrée par une comparaison attentive avec les exemplaires de cette même espèce qui faisaient déjà partie de notre collection (8).

L'*Hymenolepis nana* semble donc avoir une aire de distribution assez considérable. On a constaté sa présence en trois parties du monde, savoir :

Afrique. — Bilharz et Walter Innès l'ont vu en Égypte.

Europe. — Ransom et peut-être Bell l'ont vu en Angleterre; R. Blanchard le signale en Serbie. Pour l'Italie, Grassi, Comini, Visconti et Segré, Orsi et Senna le signalent en Lombardie; Perroncito, en Piémont; Sonsino, en Toscane; Grassi et Calandruccio, en Sicile.

Amérique. — Spooner l'a vu dans l'est des États-Unis; O. Wernicke et R. Blanchard le signalent à la République Argentine.

Résumé des cas connus d'*Hymenolepis diminuta* et distribution géographique de ce parasite.

Ce Ver n'a encore été vu que quatre fois dans l'espèce humaine : les deux premières fois en Amérique, les deux autres fois en Italie.

1° En 1842, un enfant de dix-neuf mois, sevré depuis six mois et jouissant d'une bonne santé, expulse 6 Vers dépourvus de tête, longs de 20 à 30 centimètres : le Dr Ezra Palmer les dépose dans la collection helminthologique de la Medical Improvement Society, à Boston, sous le nom de *Bothriocephalus latus*. Quelques années plus tard, Weinland (**49**) les examine et reconnaît en eux non des Bothriocéphales, mais un Téniadé d'espèce nouvelle : il en donne une description sommaire, bientôt complétée par Leuckart, auquel il avait envoyé un exemplaire.

2° En 1884, J. Leidy (**26**, **27**) reçut de W. Pepper quelques fragments de Vers expulsés par un enfant de trois ans, sous l'action de la santonine. Cet enfant, né à Philadelphie de parents allemands, avait été sevré à vingt mois et, depuis lors, avait toujours eu la même nourriture que ses parents. Leidy eut à sa disposition une douzaine de fragments sans tête, provenant de trois Vers, selon toute apparence.

3° Une fillette de deux ans, des environs de Varese (haute Lombardie), a perdu depuis quelque temps sa santé et sa gaîté habituelles ; elle évacue des rubans blanchâtres ressemblant à des fragments de Ténia. On l'amène alors à l'hôpital de Varese : Ern. Parona (34) l'examine et trouve dans ses déjections quelques œufs d'*Ascaris lumbricoïdes* et d'autres œufs ressemblant, si ce n'est par la taille, à ceux de *Tænia solium*. On lui administre alors un ténifuge (huile de Ricin et extrait éthéré de Fougère mâle), à la suite duquel elle expulse

4 Vers longs de 12 à 20 centimètres, pourvus chacun d'une tête cuboïde et inerme. Peu de temps après, on renouvelle le traitement : un Ascaride est évacué, et l'examen des selles ne permet plus d'observer aucun œuf d'helminthe.

4° En 1887, Grassi (20, 21) put également observer un cas à Catane, en Sicile. Après ingestion d'un ténifuge, une fillette de douze ans évacua un *Tænia solium* et deux *Hymenolepis diminuta*, longs respectivement de 25 centimètres et de 30 centimètres ; l'un d'eux portait la tête.

A ces quatre exemples se bornent jusqu'à ce jour les observations connues d'*Hymenolepis diminuta* dans l'espèce humaine. Ce n'est là qu'un parasite accidentel, que l'Homme semble néanmoins contracter assez facilement, en sa qualité d'omnivore, et que, pour cette même raison, il va peut-être héberger avec une fréquence de plus en plus grande. En tout cas, l'ubiquité des hôtes normaux du parasite (*Mus decumanus, Mus musculus*) donne à penser que l'Homme trouvera sous tous les climats des conditions favorables à son infestation.

Résumé des faits cliniques et indications hygiéniques.

Pour achever l'histoire médicale des *Hymenolepis*, il nous reste à exposer brièvement dans quelles circonstances ces parasites s'attaquent à l'espèce humaine, les symptômes morbides et les lésions qu'ils déterminent, ainsi que les conditions de leur diagnostic, de leur prophylaxie et de leur traitement.

Provenance, Nombre, Durée.

Ainsi que nous l'avons démontré dans un autre travail (7), l'eau est le véhicule à la faveur duquel la plupart de nos parasites s'introduisent dans notre organisme. Si l'opinion de Grassi, suivant laquelle l'*Hymenolepis nana* et l'*Hymenolepis murina* ne seraient qu'une seule et même espèce, est quelque jour reconnue exacte, on doit admettre que l'évolution du parasite se fait chez l'Homme de la même manière que chez le Rat. Dès lors, c'est sûrement l'eau qu'il faudra incriminer : c'est à elle, consommée sans filtration préalable, que nous devrons le Ténia nain, comme déjà tant d'autres helminthes. Dans cette même hypothèse, il est néanmoins très possible que les œufs du parasite se trouvent déposés par les Rats, avec leurs excréments, sur le pain ou sur d'autres provisions de bouche que, dans certains pays, on a coutume de conserver dans les greniers.

Mais l'identité des deux formes susdites n'est pas encore définitivement établie ; le fût-elle, que les explications ci-dessus ne seraient pas applicables à l'*Hymenolepis diminuta*. On doit donc admettre que les deux *Hymenolepis* parasites de l'Homme n'arrivent chez celui-ci que lorsqu'il avale les Insectes chez lesquels ils passent leur état larvaire, soit fortuitement, soit par suite d'une perversion du goût.

Ces deux conditions essentielles sont souvent

réalisées par les jeunes enfants, qui ont une grande tendance à introduire dans leur bouche tout objet, vivant ou inanimé, qui leur tombe sous la main. Or, les deux helminthes en question s'observent presque exclusivement chez les enfants. En effet, la plupart des cas de Ténia nain ont été constatés chez des enfants de trois à onze ans, deux cas chez des adolescents (quinze à dix-sept ans) et trois cas chez des adultes, dont l'un âgé de vingt-huit ans.

En Sicile, ce parasite est si commun que Grassi le considère comme le plus fréquent des Téniadés et que Calandruccio estime à 10 pour 100 le nombre des jeunes garçons qui en sont atteints. Il n'atteint pas un aussi haut degré de fréquence dans tous les pays où sa présence a été constatée, puisque Sonsino n'a vu que trois fois ses œufs à Pise, bien qu'en deux ans il ait procédé à plus de 150 examens microscopiques de matières fécales.

Calandruccio a observé le Ténia nain chez 20 individus de sexe masculin et seulement chez 3 individus de sexe féminin. Mais cette différence dans la répartition du parasite suivant le sexe tient uniquement aux conditions dans lesquelles les recherches ont été faites. Les observations cliniques ne la confirment point et montrent, au contraire, que le sexe est indifférent : pour les cas où le sexe est indiqué, on compte 10 garçons et 12 filles.

On peut faire des constatations toutes semblables au sujet de l'*Hymenolepis diminuta* : les quatre cas connus ont été observés chez deux garçons et chez deux filles, âgés respectivement de dix-neuf mois, deux ans, trois ans et douze ans.

En outre des raisons invoquées ci-dessus pour expliquer la plus grande fréquence de ces parasites dans l'enfance ou dans l'adolescence, on doit également tenir compte de ce que, en règle générale, l'organisme de l'adulte résiste davantage aux causes d'infestation et offre aux parasites un terrain plus rebelle à leur implantation.

L'*Hymenolepis nana* se fixe dans la portion moyenne de l'intestin grêle; il s'arrête un peu au-dessus de la valvule iléo-cœcale. Il y cohabite fréquemment avec d'autres helminthes : on l'a vu en même temps que le *Tænia solium* (cas de Belgrade), avec le *Tænia saginata* (Perroncito), avec l'Ascaride et le Trichocéphale (Senna) ou même tout à la fois avec *Ascaris lumbricoïdes*, *Oxyuris vermicularis* et *Trichocephalus hominis* (Calandruccio, Sonsino). De même, Parona obtint l'expulsion à peu près simultanée d'un Ascaride et de quatre *Hymenolepis diminuta*, et Grassi vit une fillette évacuer en même temps un *Tænia solium* et deux *Hymenolepis diminuta*.

Le nombre des Vers fixés dans l'intestin est extrêmement variable. Walter Innès n'a rencontré qu'un seul *Hymenolepis nana;* Wernicke en a trouvé 30 à 40; Spooner semble n'en avoir obtenu lui-même qu'un petit nombre. En revanche, la fillette de Belgrade en a évacué environ 250; Bilharz en a vu un nombre considérable; Grassi et Calandruccio ont vu maintes fois des individus en expulser plusieurs milliers.

L'*Hymenolepis diminuta* est loin d'être aussi abondant : 2 exemplaires dans le cas de Grassi, 3 dans celui de Leidy, 4 dans celui de Parona, 6 dans celui de Palmer; toutefois, on doit remarquer que la petite malade de Parona avait évacué déjà un certain nombre de Vers.

Combien de temps ces helminthes sont-ils capables de vivre dans l'intestin? Sans pouvoir répondre à cette question avec une précision absolue, on peut affirmer pourtant que leur longévité est considérable. Ransom a vu une même fillette évacuer des œufs pendant quinze mois au moins. Les deux malades vus par Comini souffraient depuis deux années et plus; leur mauvais état de santé était bien dû aux parasites, puisque la santé redevint normale après l'expulsion de ceux-ci. Le malade dont Visconti et Segré firent l'autopsie était, depuis trois années, atteint de diarrhée et de troubles divers, imputables à l'helminthiase. Enfin, une fillette de neuf ans, vue par Sonsino, présentait depuis l'âge de deux ans une perversion du goût et une série de symptômes qu'il est légitime d'attribuer à la même cause : bien que soustraite aux conditions ordinaires de l'infestation vers l'âge de six ans, elle n'en continua pas moins à souffrir des mêmes désordres. En excluant la possibilité d'infestations réitérées, ou du moins en la réduisant au minimum, cette dernière observation nous semble fournir un argument décisif à l'appui de la croyance en la longévité du parasite. Cette opinion était d'ailleurs admissible *a priori*, en comparaison avec les autres Cestodes parasites de l'Homme, dont la croissance est pour ainsi dire indéfinie, et dont l'existence, en l'absence de toute intervention médicale, n'a parfois d'autre limite que celle de la vie de leur hôte.

Symptomatologie, Anatomie pathologique.

La gravité des accidents causés par les helminthes est souvent en proportion inverse de la taille de ceux-ci : c'est là une règle bien connue des helminthologistes et dont les *Hymenolepis* nous donnent un nouvel exemple.

Quand les Vers sont peu nombreux, leur présence passe ordinairement inaperçue et on les découvre fortuitement dans les selles ou à l'autopsie, comme dans les cas de Walter Innès et de Wernicke. Sont-ils au nombre de 250, ils provoquent déjà des troubles digestifs assez graves pour que l'intervention du médecin soit nécessaire (cas de Belgrade).

Les phénomènes locaux consistent en douleurs abdominales et en désordres gasto-entériques qui peuvent devenir chroniques et durer deux ans (Comini), trois ans (Visconti et Segré) ou même davantage (Sonsino). La diarrhée est habituelle, les douleurs intestinales sont plus ou moins constantes. A cela s'ajoute parfois de la gastralgie; la digestion stomacale se fait difficilement et s'accompagne de renvois acides et brûlants. L'appétit reste excellent; le goût non perverti (Visconti et Segré); ou bien l'appétit devient capricieux (Ransom, Spooner) et s'exagère au point de devenir insatiable (Grassi, Sonsino). Tous ces symptômes disparaissent d'ailleurs dans l'espace de quelques jours, ainsi que les suivants, quand l'évacuation des parasites est un fait accompli.

En raison de ces troubles digestifs, la nutrition se fait mal. Le malade éprouve bientôt une faiblesse générale et prend l'aspect cachectique : toutefois, cet aspect résulte bien plus d'une transparence cireuse de la peau que d'une véritable émaciation.

Des accidents d'une tout autre nature s'observent encore avec une certaine fréquence : ils se produisent par voie réflexe et reconnaissent pour point de départ une excitation des plexus sympathiques intra-intestinaux. Les rares autopsies qu'on a pu faire ont, en effet, démontré que les Vers ont la tête profondément enfoncée dans la muqueuse : ils arrivent ainsi jusqu'au plexus sous-muqueux, et l'irritation consécutive se transmet, suivant son énergie, soit à la moëlle épinière, soit au bulbe, soit même à l'encéphale.

C'est ainsi que les malades peuvent être en proie à des convulsions cloniques se répétant plus ou moins fréquemment et présenter divers autres troubles nerveux fugaces ou persistants. Ils éprouvent une lassitude générale et souffrent de la fièvre par intervalles irréguliers; l'indolence peut être extrême et la dyspnée, qui est un phénomène habituel, peut devenir persistante et durer des années.

Quand dominent les phénomènes d'origine encéphalique, le malade peut éprouver des troubles de la vision, de la diplopie, du strabisme, de la céphalalgie frontale, de l'embarras de la parole. Le plus souvent, il est mélancolique et indolent, présente de l'affaiblissement des facultés cérébrales et est pris d'attaques épileptiformes avec ou sans perte de connaissance. Ces attaques se reproduisent avec une fréquence et une violence variables; tant que la cause n'en est point reconnue, elles se montrent rebelles à toute médication. Dans les cas graves (Comini), elles peuvent persister pendant deux années consécutives et se reproduire jusqu'à cinq et six fois en vingt-quatre heures : elles s'accompagnent alors d'écume à la bouche, de trismus et se terminent par le coma. D'autres troubles cérébraux, simulant l'aliénation mentale ou la méningite aiguë, peuvent également s'observer. On se rappelle que l'individu autopsié par Bilharz était mort de méningite : nous pensons qu'il s'agissait là de simples phénomènes symptomatiques de l'helminthiase et que celle-ci a été la cause unique de la mort. Le troisième cas observé par Senna nous semble devoir être expliqué de la même manière.

Il est certain, en effet, que les malades débilités et depuis longtemps en proie aux graves accidents dont il vient d'être question, finissent par succomber. Le cas de Bilharz nous en semble une preuve; celui de Visconti et Segré ne saurait du moins être expliqué d'une autre manière, non plus que l'un des cas observés par Grassi.

Bilharz ne décrit point l'état de l'intestin dans lequel il a découvert l'*Hymenolepis nana*. Visconti et Segré nous renseignent au contraire avec précision sur ce point : chez leur sujet, la muqueuse intestinale étais tuméfiée, hyperémiée et couverte d'un abondant dépôt de mucosités grisâtres; les follicules clos étaient eux-mêmes tuméfiés. L'étude histologique de la paroi intestinale n'a pas été faite; en son absence, nous voyons néanmoins que le Ténia nain n'est pas un parasite indifférent : les lésions constatées à l'autopsie sont assez accentuées pour expliquer la gravité des désordres gastro-intestinaux.

Diagnostic.

La persistance des troubles digestifs, ainsi que l'apparition, la diversité et l'irrégularité des symptômes énumérés plus haut indiqueront suffisamment l'helminthiase : cette indication sera d'autant plus précise que, dans la plupart des cas, on sera appelé à donner ses soins à des enfants. Les parasites intestinaux jouent en effet, dans la production des maladies infantiles, un rôle considérable, que bon nombre de médecins actuels ont le grand tort de méconnaître systématiquement.

L'helminthiase une fois soupçonnée, on doit s'efforcer de déterminer avec toute la rigueur désirable à quelle espèce appartient le parasite qu'il s'agit de combattre. De là dépend le succès, car tel remède qui provoque sûrement l'expulsion d'un parasite déterminé, se montre inefficace envers d'autres helminthes.

On pourra trouver dans les déjections des Vers entiers ou à l'état de fragments qui auront quitté spontanément l'intestin. L'exacte reconnaissance de ceux-ci est déjà une indication précieuse à l'égard du traitement, mais on ne doit pas se borner à une constatation aussi superficielle : puisqu'il est fréquent de voir plusieurs parasites vivre côte à côte dans l'intestin d'un même individu, il est indispensable, surtout dans les cas graves, de procéder à un examen attentif des matières fécales, afin de dresser la liste des diverses espèces de Vers qu'héberge le malade. Cet examen, d'ailleurs, ne présente aucune difficulté et ne demande qu'un peu de patience, car tous les œufs ne sont pas également faciles à voir. En revanche, chacun d'eux a une forme et des dimensions bien caractéristiques (fig. 22) qui rendent le diagnostic très facile.

En particulier l'œuf de l'*Hymenolepis nana* et de l'*H. diminuta* sera reconnaissable aux caractères énumérés plus haut et spécialement à sa triple enveloppe et à la présence de l'embryon hexacanthe. Malgré sa grande taille, cet œuf peut passer inaperçu : s'il est cherché avec un faible grossissement dans une couche épaisse de matières fécales, il ne se distingue pas des matières qui l'entourent; à un grossissement plus fort ou en couche plus mince, sa grande transparence le fait passer inaperçu; si on le recouvre d'un verre mince, il s'écrase ou se déforme et devient méconnaissable. Le mieux est d'examiner les matières non diluées, mais en couche mince, à un grossissement assez fort et avec des lentilles à long foyer, pour éviter la compression qu'exercerait la lamelle; on fait varier l'éclairage, pour augmenter ou diminuer la réfringence des œufs, et ceux-ci, à supposer qu'ils existent dans la préparation, deviennent bientôt apparents. Ces recherches sont d'ailleurs aussi faciles qu'indispensables, et on en acquiert très promptement l'habitude.

Orsi et Senna ont rencontré dans les selles un

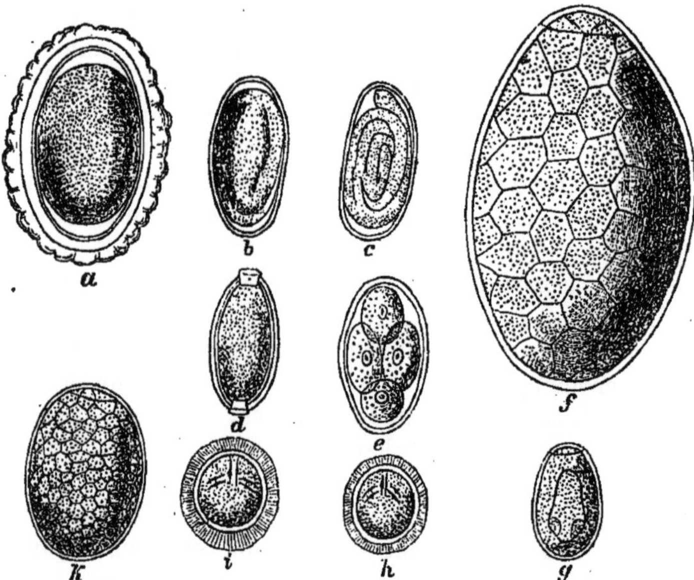

FIG. 22. — Œufs des principaux Vers intestinaux de l'Homme, grossis 400 fois. — a, *Ascaris lumbricoides*; b, c, *Oxyuris vermicularis*; d, *Trichocephalus hominis*; e, *Uncinaria duodenalis*; f, *Distoma hepaticum*; g, *Distoma lanceolatum*; h, *Tænia solium*; i, *Tænia saginata*; k, *Bothriocephalus latus*.

plus ou moins grand nombre de corpuscules arrondis mesurant de 5 à 30 μ, avec une dimension moyenne de 15 à 20 μ. Ces corpuscules sont de couleur cendrée, à éclat nacré. Les plus petits sont presque sphériques, homogènes, entourés d'une mince membrane. A mesure qu'ils grandissent, ils tendent à devenir ovales, leur membrane s'épaissit et est indiquée par un double contour, leur substance devient finement granuleuse. La nature de ces corpuscules est inconnue. On les observe, paraît-il, dans les selles, dans tous les cas où l'intestin renferme des *Hymenolepis nana*, en sorte que Senna les croyait d'abord caractéristiques de la présence de ce parasite. On les rencontre pourtant alors que celui-ci est absent, ce qui leur enlève toute signification.

Traitement, prophylaxie.

Le traitement auquel il convient de recourir, dans les cas où l'helminthiase est due aux *Hymenolepis*, découle des observations rapportées plus haut. Le kousso et le kamala ont été inefficaces entre les mains de Grassi ; le thymol a été inactif entre celles de Sonsino. L'écorce de racine de Grenadier, ou son alcaloïde, la pelletiérine, n'ont pas été essayés : leur action est tellement sûre avec le *Tænia saginata* qu'on peut également en attendre de bons résultats avec les *Hymenolepis*. Mais il est peu probable que ces résultats soient supérieurs à ceux qu'on obtient avec l'extrait éthéré de Fougère mâle.

En effet, dans presque tous les cas où il a été employé, ce médicament a provoqué l'expulsion des parasites. Le plus souvent, l'expulsion est totale et les phénomènes morbides disparaissent bientôt; plus rarement (cas de Belgrade), l'expulsion n'est que partielle et le traitement doit être renouvelé à quelques jours d'intervalle. Le seul insuccès qu'il y ait à enregistrer se rapporte à l'homme adulte observé par Sonsino.

Le mode suivant lequel le médicament est administré importe peu. Pour un jeune garçon, Grassi prescrit 6 grammes d'extrait dans un demi-verre d'eau gommée. Sonsino conseille un traitement plus compliqué : le premier soir, 20 centigrammes de santonine en deux fois; le lendemain matin, huile de Ricin; le surlendemain matin, électuaire avec 3 grammes d'extrait éthéré de Fougère mâle et 3 centigrammes de calomel.

Quant à l'*Hymenolepis diminuta*, l'évacuation des parasites a été obtenue avec la santonine dans le cas rapporté par Leidy, avec l'extrait de Fougère mâle dans le cas de Parona et probablement aussi dans celui de Grassi.

En raison de sa croyance à l'identité des *Hymenolepis nana* et *murina*, Grassi conseille de renouveler le traitement au bout d'une quinzaine de jours : la première fois, on agit sur les Vers libres dans l'intestin; la seconde fois, sur ceux récemment parvenus à l'âge adulte, qui se trouvaient à l'état de Cysticercoïdes dans la muqueuse intestinale, au moment du premier traitement. On se mettrait de la sorte à l'abri des récidives. Mais aucun des observateurs qui ont eu l'occasion de traiter cette helminthiase spéciale n'a pris la précaution indiquée par Grassi; et cependant, autant qu'on a pu continuer l'observation du malade, aucun cas de récidive à bref délai ne s'est manifesté. Il est permis d'invoquer ce fait comme un dernier argument contre l'opinion de Grassi.

Les précautions à prendre pour éviter la forme spéciale d'helminthiase dont nous venons de faire l'étude découlent clairement de cette dernière. On devra veiller à ce que les jeunes enfants qu'on laisse jouer, à la campagne, dans les jardins ou sur les pelouses, ne portent pas à leur bouche et n'avalent pas les Insectes qu'ils peuvent rencontrer. Il sera plus difficile de surveiller ceux qui vagabondent librement à travers champs; mais on devra du moins les nourrir avec du pain bien cuit, conservé hors de l'atteinte des Rats, des Souris ou des Insectes, et fait avec une pâte dans laquelle ne seront incorporées ni la larve du *Tenebrio molitor* ni celle de l'*Asopia farinalis*, ni ces mêmes Insectes à l'état parfait.

A quelque point de vue qu'on l'examine, le grand problème de la suppression des maladies parasitaires, qu'elles soient ou non infectieuses, se résume donc en cette formule: de la propreté, encore de la propreté.

INDEX BIBLIOGRAPHIQUE

1. (Bell). *Proceedings of the Zoological Society of London*, p. 505, 7th. december 1886.

2. P.-J. van Beneden, *Les parasites des Chauves-souris de Belgique* : Mém. de l'Acad. des Sc. de Belgique, XL, 1873.

3. Bizzozero, *Manuale di microscopia clinica*. Voir pl. IV, fig. 40, *g* et *g'*. — *Manuel de microscopie clinique*. Paris, 1885. Voir pl. IV, fig. *g'* et *g'*. — Bizzozero considère comme propablement monstrueux les œufs d'*Hymenolepis nana* qu'il figure.

4. R. Blanchard, *Nouvelle observation de* Tænia nana : Comptes-rendus de la Soc. de Biologie, (8), III, p. 326, 3 juillet 1886. — Le fascicule contenant cette note a été distribué le 9 juillet. Voir aussi un résumé de ma communication in *Progrès médical*, (2), IV, p. 577, 10 juillet 1886.

5. R. Blanchard, *Sur une nouvelle anomalie des Ténias ;* Comptes-rendus de la Soc. de Biologie, (8), III, p. 332, 1886.

6. R. Blanchard, *Traité de zoologie médicale*, I, p. 469.

7. R. Blanchard, *Les animaux parasites introduits par l'eau dans l'organisme* : Revue d'hygiène et de police sanitaire, XII, p. 828-870 et 923-969, 1890.

8. R. Blanchard, *Nouveau cas de Ténia nain* (Hymeno-

lepis nana) *en Amérique* : Comptes-rendus de la Soc. de Biologie, (9), III, p. 441, 1891.

9. S. Calandruccio, *Animali parassiti dell' uomo in Sicilia* : Atti dell' Accademia Gioenia di Scienze naturali in Catania, (4), II, 1889. Voir p. 29.

10. E. Comini, *Epilessia riflessa da* Tænia nana (T. ægyptiaca) : Gazzetta degli Ospitali, VIII, p. 59, nº 8, 26 gennaio 1887. — Communication faite le 13 novembre 1886 à la Société médico-chirurgicale de Pavie.

11. F. Dujardin, *Histoire naturelle des Helminthes ou Vers intestinaux*. Paris, in-8º, 1845. Voir p. 564 et 565.

12. B. Grassi, *Contribuzione allo studio dell' elmintologia* : Gazzetta med. ital., Lombardia, (8), I, nº 16, p. 156, 1879.

13. B. Grassi, *Cenno preventivo intorno ad una nuova malattia parassitaria dell' uomo* : Gazzetta degli Ospitali, VII, p. 450, nº 57, 18 luglio 1886.

14. B. Grassi, *Ulteriori particolari intorno alla Tenia nana* : Ibidem, VII, p. 619, nº 78, 1886.

15. B. Grassi, *Die* Tænia nana *und ihre medicinische Bedeutung* : Centralblatt für Bakteriologie und Parasitenkunde, I, p. 97, 1887. — Sauf la reproduction des deux figures d'œufs données par Bizzozero et sauf une courte note additionnelle, datée de janvier 1887, cet article n'est qu'une traduction du précédent. Les citations qui en sont faites dans le corps du travail se rapportent exclusivement à la note additionnelle.

16. B. Grassi, *Come la Tenia nana arrivi nel nostro organismo*. Nota preliminare. Catania, in-8º di 3 p., 3 maggio 1887.

17. B. Grassi, *Einige weitere Nachrichten über die* Tænia nana : Centralblatt f. Bakter. und Parasitenkunde, II, p. 282, 1887.

18. B. Grassi, *Entwicklungscyclus der* Tænia nana. Ibidem, II, p. 305, 1887.

19. B. Grassi, *Bestimmung der vier von Dr. E. Parona in einem kleinen Mädchen aus Varese (Lombardei) gefundenen Taenien* (Tænia flavopunctata? *Dr. E. Parona*) : Ibidem, I, p. 257, 1887.

20. B. Grassi, Tænia flavopunctata *Weinl.*, leptocephala *Creplin*, diminuta *Rud.* : Atti della R. Accad. delle Scienze di Torino, XXIII, 1888.

21. B. Grassi e G. Rovelli, *Ciclo evolutivo della* Tænia leptocephala : Catania, 1 page in-4°, 28 février 1888.

22. B. Grassi e G. Rovelli, *Intorno allo sviluppo dei Cestodi* : Reale Accad. dei Lincei. Rendiconti, (4), IV, p. 700, 1888.

23. B. Grassi e G. Rovelli, *Embryologische Forschungen an Cestoden* : Centralblatt f. Bakteriol. u. Parasitenkunde, V, p. 370 et 401, 1889.

24. O. Hamann, *In* Gammarus pulex *lebende Cysticerkoiden mit Schwanzanhängen* : Jenaische Zeitschrift, (2), XVII, p. 1, 1889.

25. W. Innès, cité par P. Sonsino, *Aperçu des études helminthologiques en Egypte* : Bulletin de l'Institut égyptien, (2), n° 6, 1885. Voir p. 6 du tirage à part, publié au Caire en 1886.

26. J. Leidy, *Occurrence of a rare human Tapeworm* (Tænia flavopunctata) : Amer. Journal. of med. sc., (2), LXXXVIII, p. 110, 1884.

27. J. Leidy, *A rare human Tape-Worm* (Tænia flavopunctata?) : Proceed. of the Acad. of nat. sc. of Philadelphia, p. 137, 1884.

28. R. Leuckart, *Die Parasiten des Menschen und die von Ihnen herrührenden Krankheiten* : Leipzig, 2. Auflage, I, 1886. Voir p. 832, 995 et 999.

29. O. von Linstow, *Helminthologische Beobachtungen* : Archiv für Naturgeschichte, 52. Jahrgang, I, p. 113, 1886. Voir p. 131.

30. R. Moniez, *Sur le* Tænia nana, *parasite de l'Homme*,

et sur son Cysticerque supposé (Cysticercus tenebrionis) : Comptes-rendus de l'Acad. des Sciences, CVI, p. 368, 30 janvier 1888.

31. AL. MRÁZEK, *O Cysticerkoidech nasich korýsů sladkovodních* : Vestník královské české společnosti nauk, p. 226, 1890.

32. AL. MRÁZEK, *Příspěvky k vývojezpytu některých tasemnic ptačích* : *Ibidem*, p. 97, 1891.

33. FR. ORSI, *Curiosità cliniche. — XV. Sei casi di Tenia nana :* Gazz. med. ital. lombarda, (9), II, p. 235, 1889.

34. E. PARONA, *Di un caso di* Tænia flavo-punctata (?) *riscontrata in una bambina di Varese* : Giornale della R. Accad. di med. di Torino, XXXII, p. 99, 1884.

35. ED. PERRONCITO, e P. AIROLDI, *Caso di Tenia mediocanellata e di molte Tenie nane in un bambino di 6 anni :* Giornale dell' Acad. di med. di Torino, XXXVI, p. 312, 1888.

36. W.-H. RANSOM, *On the diagnosis of, and treatment for, round worm; and on the occurrence of a new Species of* Taenia *in the human body* : Medical Times and Gazette, (2), XII, p. 598, 1856.

37. W.-H. RANSOM, *On the probable existence of* Tænia nana *as a human parasite in England :* The Lancet, II, p. 109, 21st july 1888.

38. F. SENNA, *Storia clinica di sei casi di Tenia nana :* Gazz. med. ital. lombarda, (9), II, p. 245, 255 e 265, 1889.

39. C.-TH. von SIEBOLD, *Ein Beitrag zur Helminthographia humana, aus brieflichen Mittheilungen des Dr Bilharz in Cairo* : Z. f. w. Z., IV, p. 53, 1852. Voir p. 64.

40. P. SONSINO, *Importanza dell' esame degli escreti per la diagnosi e conveniente cura delle malattie da entozoi :* Lavori del 2o Congresso di Medicina interna, p. 382, 1889.

41. P. Sonsino, *Tre casi di Tenia nana nei dintorni di Pisa* : Rivista generale italiana di Clinica medica, III, 1891.

42. E.-A. Spooner, *Specimens of* Tænia nana : American Journal of med. Sciences, (2), LXV, p. 136, 1873.

43. F. Stein, *Beiträge zur Entwickelungsgsgechichte der Eingeweidewürmer* : Z. f. w. Z., IV, p. 196, 1852.

44. L. Stieda, *Ein Beitrag zur Kenntniss der Tænien* : Archiv für Naturgeschichte, I, p. 200, 1862.

45. L. Stieda, *A contribution to the knowledge of the* Tæniæ : Annals and mag. of nat. history, (3), XI, p. 101, 1863. — Traduction du travail précédent.

46. A. Villot, *Migrations et métamorphoses des Ténias des Musaraignes* : Ann. des Sc. nat., Zool., (6), VIII, 1879.

47. A. Villot, *Mémoire sur les Cystiques des Ténias* : Annales des sc. nat., Zool., (6), XV, article nº 4, 1883. Voir page 43.

48. A. Visconti e R. Segré, *Di un caso di Tenia nana* : Rendiconti del R. Istituto lombardo di scienze e lettere, (2), XIX, p. 789, 25 nov. 1886.

49. D.-F. Weinland, *An essay on the Tapeworms of man* : Cambridge, in-8º de 93 p., 1858. Voir p. 52.

50. O. Wernicke, *Tenia nana* : Anales del Circulo médico argentino, XIII, p. 349, 1890.

51. Fr. Zschokke, *Recherches sur la structure anatomique et histologique des Cestodes* : Mémoires de l'Institut national génevois, XVII, in-4º de 396 p. avec 9 pl., 1888.

TABLE DES MATIÈRES

A LA MÊME SOCIÉTÉ

Envoi franco contre mandat-poste

Guide pratique des Sciences médicales, publié sous la direction de M. le Dr LETULLE, professeur agrégé à la Faculté de médecine de Paris, médecin des hôpitaux. Encyclopédie de poche pour le praticien. Ouvrage in-18 de 1,500 pages environ, cartonné à l'anglaise . . . 12 fr.

Formulaire de médecine pratique, par le Dr E. MONIN (préface du professeur Peter). 1 vol. in-18 de 600 pages, cartonné à l'anglaise . 5 fr.

Cet ouvrage, qui renferme plusieurs milliers des meilleures formules, rendra à tous nos confrères les plus utiles services dans leur clientèle journalière. L'hygiène des maladies, la médecine des symptômes, la thérapeutique conçue d'après les indications cliniques, voilà ce qu'y trouveront tous les médecins soucieux d'approfondir l'*ars curandi*, dénommé à bon droit « la partie la plus utile de l'art le plus utile que l'homme ait inventé ». Le Formulaire du Dr Monin est appelé au succès durable, parce qu'il est méthodiquement mis en pages et rédigé avec un sens critique assez rare dans ces sortes de publications.

Guide pratique pour le choix des Lunettes, par le Dr A. TROUSSEAU, médecin de la Clinique nationale des Quinze-Vingts. In-18 raisin de 80 pages environ, cartonné simili cuir . . . . 1 fr. 50

Travaux d'ophthalmologie, par le Dr TROUSSEAU. In-8 de 160 p. . 3 fr.

Manuel du Candidat aux divers grades et emplois de médecins et pharmaciens de la réserve et de l'armée territoriale, par le Dr P. BOULOUMIÉ, officier de la Légion d'honneur. In-12, 585 pages . . . 5 fr.

Nous croyons que cet ouvrage, très complet et très clair, est appelé à rendre les plus grands services aux candidats aux divers grades et emplois de médecins et pharmaciens de la réserve et de l'armée territoriale.

Il répond d'ailleurs exactement au programme des examens obligés pour être nommé ou pour monter en grade.

Les Sciences biologiques à la fin du XIXe siècle (*Médecine, Hygiène, Anthropologie, Sciences naturelles*, etc.), publiées sous la direction de MM. CHARCOT, LÉON COLIN, CORNIL, DUCLAUX, DUJARDIN-BEAUMETZ, GARIEL, MAREY, MATHIAS DUVAL, PLANCHON, TRÉLAT; LABONNE et EGASSE, secrétaires de la rédaction.

Cette publication formera un magnifique volume in-8°, grand jésus, imprimé à deux colonnes, de plus de 1,000 pages, orné d'un nombre considérable de gravures dans le texte ; elle paraît par livraisons mensuelles de 32 pages.

Prix de la livraison . . . . 1 fr. 25

L'ouvrage complet formera de 25 à 30 livraisons ; on peut souscrire dès maintenant au prix de 30 fr. — Le prix de l'ouvrage complet sera augmenté pour les non souscripteurs, après l'achèvement de la publication. — La vingtième livraison est déjà parue.

Théories et applications pratiques de l'hypnotisme (avec 12 figures dans le texte), par le Dr EDGAR BÉRILLON. Prix . . . 1 fr. 25

A travers l'Exposition (Souvenir de 1889). *Promenades d'un médecin*, par le Dr G. GROUIGNEAU. In-8 raisin de 520 pages, orné de 221 gravures, dont 7 hors texte et 3 cartes. Prix . . . . . . 7 fr. 50

Questions d'Internat, Manuel du Candidat, publié sous la direction du Dr W. MORAIN, avec la collaboration d'un groupe d'anciens internes des hôpitaux de Paris. 1 vol. in-18 raisin, de plus de 600 pages, cartonné à l'anglaise. Prix . . . . . . 7 fr. 50

Des Climats et des Stations climatiques, par le Dr HERMANN-WEBER, médecin des hôpitaux de Londres, traduit de l'anglais par le Dr Paul Rodet, médecin consultant à Vittel. In-8 . . . . . 5 fr.

Nos grands Médecins d'aujourd'hui, par HORACE BIANCHON, du *Figaro*. Dessins de Desmoulins. Splendide volume in-8 raisin, tirage en 3 couleurs. Prix . . . . 10 fr.

Il a été tiré de ce livre 100 exempl. sur pap. du Japon, au prix de . 30 fr.

Paris. — Typ. Chamerot et Renouard, 19, rue des Saints-Pères. — 27857.

www.ingramcontent.com/pod-product-compliance
Ingram Content Group UK Ltd.
Pitfield, Milton Keynes, MK11 3LW, UK
UKHW020242220726
13923UKWH00002B/789